Oser s'exprimer

Chez le même éditeur

Guyette Lyr

Oser s'exprimer

EYROLLES

Éditions Eyrolles
61, Bd Saint-Germain
75240 Paris Cedex 05
www.editions-eyrolles.com

Mise en pages : Istria

Cet ouvrage a fait l'objet d'un reconditionnement à l'occasion de son quatrième tirage (nouvelle couverture et nouvelle maquette intérieure).
Le texte reste inchangé par rapport au tirage précédent.

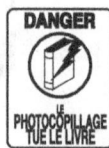

Sommaire

Remerciements

Je tiens à remercier :

➤ mon professeur de théâtre, Jacques Lecoq qui comprend l'apprentissage de la scène comme l'apprentissage de la vie ;

➤ mon ami Georges Vignaux qui, entre linguistique et sociologie, décrypte d'un œil de maître nos mises en scène du quotidien ;

➤ tous les hommes et femmes d'entreprises, élèves des grandes écoles, qui au cours des séminaires de *Mise en scène de soi*, m'ont fait cadeau de leur enthousiasme.

Préambule :
Le fonctionnaire et le clown

On ne peut prendre au sérieux un homme qui ne rit pas.

Tout commence au cirque, dans les coulisses d'un cirque italien où j'entre, tenue d'une main par mon père, de l'autre par monsieur R.B. Monsieur R.B. est un homme discret, réservé, très travailleur, paraît-il, en tout cas enfermé comme mon père, du matin au soir, dans les bâtiments sévères de la Légation.

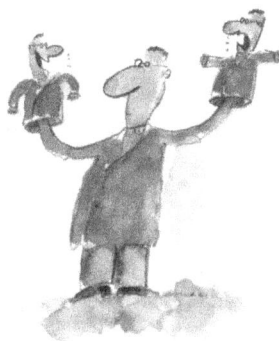

La matinée du cirque vient de s'achever. On a vu l'âne, l'équilibriste, la dompteuse de lions à la mâchoire rouge, le clown. Le clown a été grandiose, comme à l'ordinaire. Comme à l'ordinaire le temps que dure son numéro, l'allure de monsieur R.B., mon voisin, a changé, son visage s'est élargi, sa bouche s'est desserrée, sa respiration s'est entrecoupée de hoquets et de sifflements. J'ai cinq ans. Je n'ai pas encore osé dire à mon père que je vais au cirque non pour le clown mais pour l'effet clown sur des gens qui, dans leur quotidien, m'impressionnent.

Auguste se démaquille. Son masque fond : du rouge, du bleu, du vert signent une blessure au bas de sa joue. Il enlève son chapeau, son manteau, son rire, ses cheveux rouges, enfile son imperméable, chausse ses mocassins. Petite bouche, œil d'oiseau, pas mesuré, il nous suit dans les jardins de la Légation où il est convié à prendre un verre. À mesure qu'il avance au milieu des costumes gris, il devient gris à son tour. Son image, qui rayonnait tout à l'heure, s'éteint.

Le soir, chez moi, la maison est bruyante. Dîner professionnel. Ma mère a des plis au front, elle trotte de la salle à manger à la cuisine. Moi, reléguée dans ma chambre, couchée à l'heure des enfants, je me suis relevée pour mon second spectacle. La foule devenue dense, je me suis risquée au salon. J'avance, je me glisse entre les robes, les effluves de parfum. Au-dessus de moi, les bouches s'étirent, les rires voyagent, les phrases s'ébauchent, s'enflent comme des bulles. La soirée tourne. Les murs du salon vibrent. Le salon s'élargit aux dimensions du chapiteau. Je rêve de voir monsieur R.B. dans la peau du dompteur.

Rêve interrompu. Monsieur R.B., qui vient d'avoir un entretien avec son supérieur, est pâle. Mon père l'entraîne dans un coin du salon, lui tape sur l'épaule : « *Tu es trop gourmand, mon vieux, trop jeune comme moi pour le poste, c'est normal que T. le décroche avant nous* ». Un quart d'heure plus tard, monsieur R.B. a disparu. Je le cherche, j'ouvre les portes l'une après l'autre. Le voilà enfin. Tapi dans l'ombre de la bibliothèque, les bras pendant de chaque côté du corps, les épaules affaissées, il ressemble au costume d'Auguste jeté sur un fauteuil. Je me tiens sur la pointe des pieds. Je n'ose faire un geste, la tristesse des grandes personnes est fragile, il faut des ruses pour l'approcher. Une mouche vole, monsieur R.B. lève le nez, frotte ses mains l'une contre l'autre, les ouvre, les pose sur les miennes. Il balance la tête, suit le rythme d'une chanson. Au milieu de la chanson, je prends courage : « *Qu'est-ce que vous avez monsieur ?* » Il me regarde, il se souvient que j'existe, que j'ai cinq ans, qu'il faut me parler en conséquence. Il dit : « *Monsieur R. est triste, monsieur R. n'ira pas à Rome* ». Par décence, je m'adapte, jouant mon âge à fond, je demande en minaudant, pourquoi monsieur R. aime tant Rome et qu'est-ce que c'est après tout que cette ville ? En face de moi, un œil rond de l'incrédulité. Impatience. Comment peut-on ignorer Rome ? Voilà le collègue de mon père debout : « *Viens, petite !* ». Le voilà qui m'entraîne. On enjambe un pouf, on fait le tour de l'aquarium et nous voilà au Capitole, au Colisée, place Navone. À mesure que la mise en scène se déroule, monsieur R.B. qui a repris sa taille, a de plus en plus de considération pour cet autre lui-même parvenu à ses fins. *« Dépêche-toi petite »*, dit-il, *« Finis ta glace, des travaux importants m'attendent... »* Pour ne rien compliquer je marche dans l'histoire. Un minuscule cactus à l'angle de la pièce suffit à figurer les jardins du Pincio, l'aquarium désert annonce les délices du bassin où Antinoüs se prélasse sous le regard attendri de l'empereur Hadrien. Jardins, monuments, musées... La fable s'élance verticale comme l'échelle d'Auguste, pas de concession avec le sol. Monsieur R.B., pour plaire à un enfant, a la tête dans les nuages, j'ai peur pour lui, comment va-t-il redescendre ?

La rumeur venue du salon s'est rapprochée, les invités entrent maintenant dans la bibliothèque. On s'approche, on chuchote sur le ton du miserere : *« Alors mon pauvre vieux, tu avais une sale tête tout à l'heure... mauvaise nouvelle ? »* Monsieur R.B. rajuste sa cravate, Rome lui tombe des mains. Je m'éloigne.

Une heure plus tard, revenue à ma chambre, penchée à la fenêtre, j'ai vu mon ami aller et venir dans le jardin au milieu d'un groupe d'invités, je l'ai entendu, il parlait d'une voix forte, il riait : *« On m'envoie à Gênes, les amis, on peut dire que j'ai du pot, Gênes je connais, j'y ai de bons souvenirs... »*

De monsieur R.B., de cette soirée entre cirque et salon où s'inscrivait l'envers et l'endroit du spectacle, m'est venue, sans doute, l'envie de visiter les coulisses, d'observer les masques qui protègent les individus, de guetter le moment où ces masques s'écartent des visages, où commence le dialogue entre la vie et l'immobilité, le jeu et l'enfermement. Où le rire naît, où l'échec fait son bilan positif et trouve la force de rebondir. Où l'humour sauve.

À monsieur R.B. et à son double, Auguste, champion de la pirouette, je dois sans doute mon engagement et ma passion pour le métier que je pratique aujourd'hui.

« Toute personne placée en présence des autres a de multiples raisons d'essayer de contrôler l'impression qu'ils reçoivent de la situation. »

ERVING GOFFMAN, *La mise en scène de la vie quotidienne*

Mise en scène de soi : n'ayons pas peur de jouer

Se mettre en scène est un art

Cet art s'apprend en effectuant des exercices sur une scène d'intervention fictive, au cours de séminaires mais aussi sur nos scènes quotidiennes, qu'elles soient celles de l'entreprise ou de notre vie privée.

La mise en scène de soi, vitamine de rajeunissement ?

L'exercice de la scène pose une loupe sur nos comportements, il permet de prendre une conscience plus aiguë de nos atouts et de nos points faibles.

Apprendre à s'exprimer de façon vivante et convaincante implique un travail qui, au-delà de son aspect technique de communication, touche notre mode d'être, à la vie et aux autres. L'art de se mettre en scène est aussi art de vivre.

Le développement des ateliers de mise en scène de soi, ces dernières années – le nombre des participants : élèves de grandes écoles, hommes et femmes d'entreprise à quelque niveau qu'ils en soient de leur carrière, ne cesse en effet d'augmenter – semble en rapport direct avec un certain nombre des préoccupations qui accompagnent toute prise de responsabilité dans le monde d'aujourd'hui.

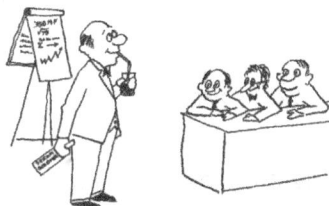

Parmi celles-ci, sont plus fréquemment exprimées :

■ *Le besoin de se mettre en question face à un environnement incertain*

Le monde bouge, l'environnement bouge. Ne devons-nous pas bouger nous aussi ?

On a tablé sur des connaissances, des techniques. On a misé sur le savoir-faire. On en arrive au savoir-être. Comment continuer d'alimenter nos forces ? Trouver un autre souffle ?

■ *La prise de conscience du rôle du corps dans toute communication*

Pour avoir éprouvé ce qu'est une parole non portée par le corps et le coeur (langue de bois), c'est-à-dire peu crédible ou peu animée (discours monotone), ne nous est-il pas devenu nécessaire de réagir ? D'accorder notre expression et notre discours ? De redonner au corps un langage ?

■ *La nécessité d'élargir son registre, de mettre en jeu les divers aspects de sa personnalité*

Prisonniers de codes, de comportements répétitifs, porteurs d'un carcan, comment élargir ce dernier, trouver une aisance à l'intérieur d'une structure nécessaire ? Comment ne plus redouter d'exprimer nos sentiments ?

Comment redécouvrir en nous des énergies oubliées ?

■ *La réaction par rapport au monde de l'image*

Dans un monde qui privilégie l'apparence et l'image, met en jeu les lois du spectacle, ne faut-il pas connaître ces lois ? Apprendre du jeu de l'acteur ce qu'est la sincérité ? Et d'un groupe de spectateurs le pouvoir de notre image ?

■ *Le désir d'être plus créatif, de retrouver une force perdue, de confronter rêve de jeunesse et rêve de maturité...*

Comment retrouver l'élan moteur de nos projets ? Éprouver davantage le plaisir d'être créatif ? Remettre en route une énergie sous-jacente ? Nous redéfinir par rapport à ce que nous voulions être ?

■ *Le besoin de mieux vivre l'échec*

Comment sortir de l'obsession de l'excellence ? Nous alléger par rapport aux diktats de la réussite à tout prix, l'obligation du zéro défaut ? Comment apprendre à nous voir avec du recul ? Gagner en humour ? Maîtriser la situation par l'habitude de la prise de distance ?

■ *Le besoin d'un lieu de relégation*

Depuis Aristote, une vertu cathartique[1] est attribuée au théâtre. Ce rôle peut le justifier dans la société. La vie de chaque jour et ses contraintes nous obligent souvent à mettre notre sensibilité à l'écart. Ce à quoi nous tenons avant tout, la part la plus humaine de nous-mêmes, est souvent enfoui. Au nom d'une vie sociale possible et pour que cet enfouissement reste supportable, ne faut-il pas qu'un lieu existe où cette part de nous reléguée puisse s'exprimer ? Ce lieu ne ressemble-t-il pas à la scène ?

Ce livre ne prétend pas livrer une théorie mais propose des ouvertures et une direction de travail. Résultat de mon travail de comédienne et de mon expérience en tant que formatrice en entreprise, il est écrit à partir de notes prises sur le vif au cours des stages et séminaires que j'anime.

Mettant en scène quelques hommes et femmes d'entreprise ayant participé à ces séminaires, il est constitué d'un ensemble d'exercices et des idées et réflexions suscitées par ces exercices.

Ces derniers, dans le parcours d'un séminaire, respectent une progression devant conduire à une maîtrise de l'expression. Ils peuvent, hors du séminaire, être accomplis séparément suivant les besoins de chacun.

À la fois guide pratique et témoignage, l'ouvrage propose aux acteurs-intervenants un parcours entre la peur et le plaisir d'être en scène.

Il est fondé sur la participation de personnes réelles et présente des comportements et des réflexions authentiques. Seuls les noms des participants, acteurs du parcours, ont été changés et leurs métiers, quelquefois cités, ne le sont pas systématiquement.

---

1. Cathartique (adj.) : qui a des propriétés purgatives.

Cet ouvrage s'adresse à ceux qui, à la suite des ateliers, ont exprimé le désir d'avoir entre les mains un outil pour poursuivre leur travail.

À ceux qui, en dehors des ateliers, veulent approcher le travail et le découvrir à leur manière, essayer les exercices à leur rythme et avec le groupe de leur choix.

À vous qui, demain ou tout à l'heure, allez vous mettre en scène, ne vous sentant pas assez sûr de vous, et qui trouverez peut-être, au fil des pages, un mot ou dix à mettre dans vos bagages.

Un engagement du corps et du langage

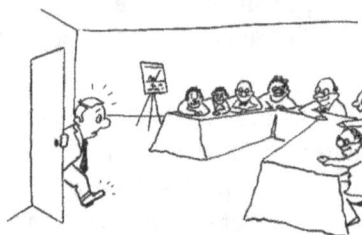

Mettre le pied sur scène

Toute intervention face aux autres est mise en scène de soi.

Toute mise en scène de soi implique un jeu, donc une magie.

Avoir du charisme, avoir une aura, c'est être magique.

Mettre le pied sur scène

Acceptons-nous cette part de magie en nous ?

Où commence le jeu ?

Jeu fondateur

Comme le rappelle le psychanalyste anglais Winnicot[1], le jeu est non seulement utile mais fondamental dans la constitution de notre personnalité. C'est par le jeu avec l'objet mis à distance que nous signons la maîtrise sur le monde qui nous entoure.

« C'est en jouant et seulement en jouant que l'individu enfant ou adulte est capable d'être créatif et d'utiliser sa personnalité tout entière. C'est seulement en étant créatif que l'individu découvre le soi. De là on peut conclure que c'est seulement en jouant que la communication est possible, excep-

---

1. D.W. Winnicot, *Jeu et réalité*, Gallimard, Paris, 1975.

tion faite de la communication directe qui relève de la psychopathologie ou d'une extrême immaturité. »

À la fois fondateur de notre personne, et moteur de notre créativité, notre jeu s'est souvent perdu en route. Notre sens ludique s'est émoussé. Pourquoi et depuis quand ?

Jeu redouté

Nous arrive-t-il encore de jouer ? Jouons-nous souvent ? Si la question nous laisse songeur, demandons-nous pourquoi. Et pourquoi aussi l'adjectif « joueur » attribué à l'homme raisonnable est presque toujours compris dans un sens négatif.

À l'origine, le jeu est magique ; il est l'unique moyen pour l'homme de s'approcher des dieux. Pour apprivoiser les présences tutélaires, il lui a fallu danser, célébrer des rites. Pour s'initier, franchir les échelons de ses hiérarchies primitives, il lui a fallu s'exercer au jeu de ses aînés, se déguiser, simuler, mimer. Il lui a fallu jouer pour devenir puissant et savant mais aussi manipulateur.

Dieu et démon à la fois, le joueur est demeuré l'apprenti sorcier.

Le jeu a gardé sa face noire et trouble.

Ne se dépêcherait-on pas de le prendre à la légère, de peur d'avoir à le prendre au sérieux ?

Si nous mettre en scène nous impressionne, c'est que l'aventure n'est pas neutre. Elle implique une prise de conscience et, la plupart du temps, une remise en cause. Face à l'aventure, ne sommes-nous pas tentés de rester tels que nous sommes ?

« *La rigidité, c'est mon corset,* me dit en cours d'exercice l'un des participants aux ateliers, *si je ne porte plus mon corset, jusqu'où vais-je aller ?* »

À ce propos, notons ici que le travail de mise en scène de soi ne doit jamais déborder son domaine ni verser dans l'analyse psychologique.

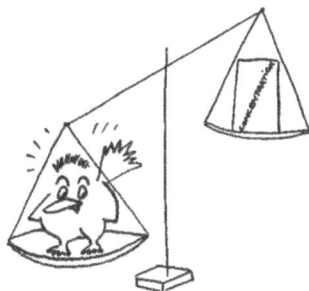

Le trac, cet animal

Touchant au coeur de notre personnalité, il se défend d'en percer le secret. Les questions qu'il soulève au fur et à mesure qu'il se déroule ouvrent à l'acteur un champ de réflexion qui se veut de plus en plus large.

Si le fait de nous mettre en scène révèle certains aspects de nous-mêmes, cette révélation ne doit jamais entraîner de jugements catégoriques.

C'est à l'acteur intervenant qu'il appartient de faire le lien entre l'image que lui renvoie le public dans l'espace de la scène et celles qui lui sont renvoyées ailleurs.

Jeu créateur

Entre nos divers corsets – corset de la réussite, de l'assurance, de l'inhibition – et notre corps, notre vie, la mise en scène de soi installe un dialogue. Entre les deux, elle se propose d'ouvrir d'anciens passages, d'en ménager de nouveaux pour que toute expression de nous-mêmes face aux autres redevienne une création, pour que l'esprit du jeu retrouvé nous garde inventif.

Parmi les définitions données au mot créativité, mot très à la mode, celle de WINNICOT[1] paraît encore la plus large et la plus adaptée au sujet traité ici.

« Il s'agit d'un mode de perception qui donne à l'individu le sentiment que la vie vaut la peine d'être vécue. Nous constatons que les individus vivent ou bien d'une manière créative et sentent que la vie vaut la peine d'être vécue ou bien qu'ils sont incapables de vivre créativement et doutent de la valeur de la vie. »

Créer, c'est à la fois se situer dans l'environnement et agir sur cet environnement en y apportant sa marque propre. Créer est inscrire son corps dans l'espace pour le modifier.

1. D.W. WINNICOT, *op. cit.*

Du jeu créateur à la « mise en scène de soi »

Toute intervention face aux autres, toute mise en scène de soi est créatrice si elle implique cette dimension du jeu qui engage le corps dans sa globalité.

C'est donc du corps qu'il sera question ici, de l'unité à refaire entre « corps de jeu » et corps biologique doté d'esprit. Autrement dit du mouvement accompli dans l'espace, prolongement du mouvement intérieur et du geste physique en relation avec le geste mental.

Quatre étapes sont envisagées sur le parcours du travail à accomplir :

➤ Accepter que notre corps s'exprime, que nos silences parlent.

➤ Mettre notre corps en harmonie avec notre parole.

➤ Développer notre imagination en mettant en jeu notre corps tout autant que notre mental.

➤ Signer nos interventions du trait fort de notre personnalité.

Notre public n'est pas un ennemi

La scène d'intervention, lieu magique

Dès que nous nous mettons en scène, il y a confrontation entre l'espace de la scène et celui dans lequel nous avons l'habitude de nous mouvoir ; il y a avènement d'un autre nous-mêmes qui, vu et jugé par les autres, se voit jouer. Il y a dédoublement, mise à distance de soi.

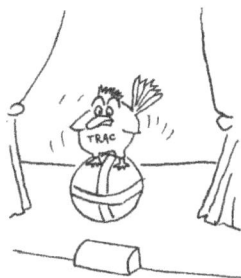

Les premiers instants face au public

L'espace scénique bouscule notre espace intérieur et donne naissance à notre double

« Je peux prendre n'importe quel espace vide et l'appeler une scène, dit le metteur en scène PETER BROOK. Quelqu'un traverse cet espace vide pendant que quelqu'un d'autre l'observe et c'est suffisant pour que l'espace théâtral soit amorcé. »

Se mettre en scène, c'est faire un test de personnalité

Dès que nous nous exposons dans l'espace de la scène, l'œil du spectateur agit comme une loupe grossissante sous laquelle les facettes de notre individualité se dessinent au trait fort. Prendre notre stature face aux autres, signifie nous autoriser à être vu et reconnu comme personne originale et unique.

Toute mise en scène de soi est un combat sportif

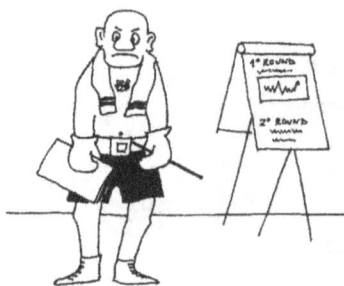

À partir du moment, en effet, où nous nous adressons à un auditoire, il y a affrontement, attaque. Nous engageons une action, nous provoquons la bataille. Notre intervention sous-entend la mise en jeu des lois élémentaires du combat.

Il n'y va donc pas seulement de nos idées, de notre mental, mais de notre corps tout entier. Comme n'importe quel lutteur, il nous faut dénouer nos tensions pour libérer au mieux notre énergie.

La prise de possession du territoire

Ainsi, le premier temps du travail consiste à ne pas refuser la scène mais, au contraire, à s'y installer. De l'expression populaire « Mettre les pieds quelque part » au proverbe « L'intelligence commence par les pieds », toute une tradition rappelle qu'il n'y a pas d'action sans enracinement. Faute d'enracinement, nous ne pouvons prendre notre stature.

Se mettre en scène c'est d'abord prendre son territoire, et l'occuper

Les premiers exercices proposés concernent la prise de conscience du sol sous les pas. Déambuler sur scène à différentes allures, s'arrêter, s'ancrer, repartir. Dessiner, comme le chien qui tourne en rond, la nouvelle demeure de son moi exposé, l'apprivoiser. S'entraîner comme le sportif sur son terrain.

Les déambulations et la reconnaissance de la scène seront ponctuées ainsi :

– *relaxations et respirations au sol, puis debout.*

Prise de conscience des différentes phases respiratoires. Relaxation des différentes parties du corps :

– *assouplissements.*

Prise de conscience de l'autonomie des différents niveaux du corps (genoux pliés, en avant du fil à plomb tracé par notre verticalité, bassin en avant, buste en avant, tête en avant).

L'entrée en scène : la plongée dans le vide

« Il y a les choses que l'on connaît et celles que l'on ignore.
Dans l'intervalle se trouvent les Portes. »

WILLIAM BLAKE

Quand nos paroles sont des béquilles

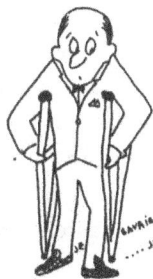

La première confrontation au silence
se situe au moment de la présentation

L'acteur doit franchir la porte qui sépare les coulisses de la scène d'intervention, se placer face à l'auditoire, dire son prénom, son nom, puis rester dans le silence jusqu'à ce que le stop lui soit donné.

Les regards visent la porte. Ce pan de bois qui sépare le lieu où l'on se croit protégé de celui où l'on se sait exposé, prend une allure peu catholique. C'est en franchissant la porte, en effet, que s'effectue la plongée, le premier temps du parcours. Le moment où notre double, ce moi devenu acteur, doit, fort de sa présence, résister au regard scrutateur posé sur lui.

> FRANÇOIS **(42 ans, directeur des ressources humaines dans une société d'informatique) s'est déclaré volontaire. Il est sorti. On l'entend toussoter derrière la cloison. Il saisit la poignée de la porte, la tourne, la lâche.**
>
> **– Alors tu entres ou tu n'entres pas ? déclare** JEAN.
>
> FRANÇOIS **entre enfin, le regard collé à la moquette, il s'arrête, relève à peine la tête, murmure son nom comme s'il avouait une faute. Son dos s'arrondit.**
>
> **Rien que son nom à dire, c'est dur... Le silence...**

Nom et prénom, deux mots qui effraient si nous avons à les prononcer à voix haute et seul face au public. Condensé de notre histoire, ils nous mettent en cause et donc en déséquilibre. Le petit démon conservateur de l'image que nous nous sommes faite de nous-mêmes, nous souffle à l'oreille : je ne veux pas entendre mon nom, je ne veux pas savoir qui je suis, si jamais je n'étais pas bien, j'aime mieux qu'on ne le sache pas...

> **– Me taire... je n'ai pas l'habitude...**
>
> FRANÇOIS **mange ses lèvres à petits coups. Ouvre et ferme les paupières rapidement comme agressé par une lumière trop forte, pianote avec son pouce et son index sur ses cuisses.**
>
> **Le silence dure, une mouche vole, François s'affaisse imperceptiblement. Cou enfoncé dans les épaules, cherchant refuge dans sa carapace, il fuit la situation de tout son corps.**
>
> **Sa respiration est « coincée ». Quand par un signe je mets fin à l'exercice, il s'ébroue comme sortant d'une asphyxie.**
>
> **– Pas évident, ce truc. Pourtant, de ma place, tout à l'heure, ça me paraissait simple.**
>
> **Après** FRANÇOIS**, au tour de Paul. Paul entre regard droit, stature haute, jusqu'à ce que son nom soit prononcé. Après, c'est la houle, il balance d'un pied sur l'autre et cherche désespérément, le long de son pantalon, des poches imaginaires pour y enfoncer les mains.**

Privé de parole, les verbaux que nous sommes se croient invalides. La parole est notre béquille. Raison de plus pour nous essayer, comme CHAPLIN, BUSTER KEATON et autres magiciens de l'expression, à tenir debout avec la simple expression de notre vie.

Le trac, un petit animal à apprivoiser

L'épreuve du silence placée en début de travail oblige à composer d'entrée de jeu avec le trac, ce petit animal qui va suivre notre route, qu'il va s'agir d'apprivoiser pour nous en faire un compagnon supportable.

Au début, c'est l'ennemi, il noue la gorge, l'estomac, fait battre le coeur. Il traîne un cortège de fantômes ayant pour noms peur du ridicule, honte, fausse pudeur, et tisse une toile qui nous immobilise ou nous agite. Presque toujours dévoilé au moment du silence, il n'épargne pas ceux qui ont maîtrisé leur entrée et leur présentation, et pose très vite, comme condition du travail et de l'apprentissage de la prise de distance, une bonne dose d'humour et d'humilité.

« *Pas de talent sans trac* », disait Sarah Bernhart. Pas de professionnalisme. Quelles que soient nos sécurités, l'excellence de notre technique, le moment vient toujours de travailler sans filet, face à l'inconnu. Chaque entrée face aux spectateurs est une épreuve différente de celle de la veille.

Il arrive que certains acteurs éprouvent un tel trac qu'ils ne peuvent même pas franchir la porte. Cette confrontation au public, en effet, du fait même qu'elle est une simulation et privée des supports habituels (décor de travail, attitudes coutumières de nos collègues de travail, discours préparé que nous tenons en main...) nous met en déséquilibre et nous force à chercher nos forces sur un autre terrain que celui que nous connaissons.

Elle se pratique avant l'entrée en scène et pendant la prestation.

• *Avant d'entrer en scène :* la concentration porte sur le projet, puis sur soi.

LOUIS JOUVET conseillait à ses comédiens, dans l'instant qui précède l'entrée en scène, de penser à une région précise du corps, le ventre par exemple, ou l'estomac, qui sont les points les plus sensibles.

• *Dès l'entrée en scène* : la concentration se porte sur les autres.

Comme l'acteur de théâtre, l'intervenant une fois en scène ne doit plus penser qu'au public qui l'attend.

Le trac est en effet la conséquence d'une énergie mal employée. La concentration qui vise une succession de points précis et mobilise le mental sur ces points, s'attache à réemployer cette énergie ailleurs.

Tout au long du travail de mise en scène de soi, la concentration sera en jeu.

J. DROPSY[1], dans son livre *Vivre dans son corps*, cite la merveilleuse histoire du Khalife. On raconte qu'un khalife voulant marier sa fille avait promis de la donner à qui réussirait l'épreuve suivante : parcourir le sommet d'un mur étroit en tenant un bol plein de lait à ras bord sans en renverser une goutte. Les premiers candidats échouèrent car le khalife avait placé au bas du mur des soldats armés qui poussaient des hurlements, gesti-culaient et tiraient des coups de feu autour des prétendants. Il y avait toujours un moment où le vacarme les distrayait et où ils renversaient le lait. Un dernier candidat se présenta sans l'ombre d'une émotion ; il parcourut tranquillement le mur et posa de l'autre côté le bol de lait intact. Le khalife très surpris lui demanda s'il n'avait pas entendu les cris et les coups de feu. « *Des coups de feu, dit le jeune homme, non, je n'ai rien entendu.* » Et comme on s'étonnait et lui demandait pourquoi : « *Je ne sais pas, dit-il, j'ai seulement fait attention à ne pas renverser le lait* ».

Oser s'exprimer

---

1. J. DROPSY, *Vivre dans son corps*, Éditions de l'épi, 1973.

Quand le regard du spectateur nous met à nu

ÉTIENNE (42 ans, 1,90 mètre, 90 kilos au moins, pdg d'une société d'engineering), est entré à son tour. Son nom prononcé, voilà qu'il s'apparente à l'escargot. Où est la taille ? la prestance ? Le menton dans le col, le cou dans les épaules, les doigts accrochés à l'ourlet de sa veste, il cherche à réintégrer sa coquille.

L'homme apparemment sûr de lui, il y a un quart d'heure à peine, est resté dans les coulisses.

Libéré de l'exercice, il se laisse choir sur sa chaise :

– Bizarre comme impression... J'ai les mains moites, pourtant j'ai l'habitude du public. Pendant le silence, je me sentais nu... Rien à dire, rien à donner.

PIERRE : Ton visage ?

ÉTIENNE : Bof !

JACQUELINE : Pas mal, un visage quand même.

ÉTIENNE : Ouais... oh...

Nous acceptons très difficilement de « livrer » notre visage sans parole. Notre visage sans les mots est comme un corps sans vêtements, il a honte.

Et si notre présence nous habillait ?

Au premier instant de mise en scène face aux autres se met en jeu une loi quasi physique. Tous les regards pointés sur l'acteur sont une énergie qu'il doit affronter par la seule force de sa présence, c'est-à-dire de sa vie. Plus il est vivant par la force de son regard, une respiration juste, un mouvement ou des immobilités appropriés et plus il répond aux forces vivantes qui sont face à lui.

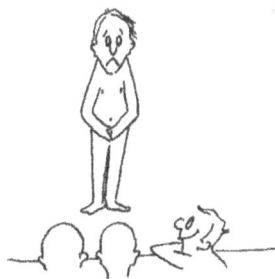

Le regard du spectateur met à nu

La présence est une vie exprimée et non inhibée.

Au devant d'une autre image de soi

Mis en situation de jeu, nous devons d'abord quitter l'image que nous nous faisions de nous-mêmes pour nous ouvrir à une autre dimension.

Que se passe-t-il pour qu'arrivés déjà à un certain stade de responsabilités, nous éprouvions une telle émotion à nous mettre en scène ? N'est-ce pas ce que nous pressentons que l'espace fictif du jeu nous renvoie à nous-mêmes ?

En effet, sans passer par le psychodrame ni l'analyse psychologique, le jeu de scène permet de mettre l'accent sur des aspects de soi longtemps oubliés. Nous voilà face au miroir que nous tenons depuis l'enfance, ce moment où, jouant les personnages importants que nous étions sûrs de devenir, nous nous mesurions à nos rêves les plus hauts. Qui sommes-nous aujourd'hui ? Quel est notre rôle ? Où sont nos ambitions d'être tel ou telle ? Le jeu de scène rend tangible « l'enjeu » le plus profond, la démarche la plus humaine qui soit, cette allée et venue entre ce que nous sommes et ce que nous voulons être.

La révélation fait peur. On s'en détourne. Et si nous n'étions pas à la hauteur de ce que nous espérons ?

Bon ego, mauvais ego ?

Dans un premier temps, nous refusons d'être autre. Nous ne voulons pas quitter ce que nous prétendons savoir de nous. Nous préférons nous enfermer dans notre carapace, ne pas nous montrer de peur de dévoiler nos failles. Nous nous méfions de ce double qui s'aventure sous l'œil de l'autre sans garantie. Comment va-t-il se comporter ?

Il faut, pour s'exposer et monter en scène, ce que certains nomment « un bon ego », ce minimum de conscience de notre propre valeur qui nous porte au respect de nous-mêmes.

Le mauvais ego hélas, cette part de nous trop préoccupée de l'effet que nous produisons et du jugement de l'autre, nous empêche de nous concentrer et dévore notre énergie.

La scène, lieu de vie et d'échange

Toute communication implique un échange. Mais pour qu'il y ait échange, il faut qu'il y ait don et la première part du don incombe à celui qui s'expose. C'est à lui d'agir le premier en faisant preuve de vie. Ainsi, s'exposer sur une scène revient à faire de cette scène un lieu de vie.

Nous nous mettons en scène non pour nous exhiber, mais pour faire passer un message, honorer un contrat implicite avec notre public, nos collaborateurs.

Ce contrat tient en trois termes :

➤ *J'ai quelque chose à dire.*

➤ *Pourquoi dois-je le dire ?*

➤ *Comment vais-je le dire ?*

Mettre le pied sur scène c'est, bien avant de parler, être porteur d'un désir, celui de communiquer et d'exprimer ce désir par son attitude.

Ce premier pas vers l'autre nous effraie et inconsciemment nous refusons de l'accomplir.

Le premier mouvement de celui qui se met en scène est presque toujours une rétraction. Une force tire en arrière, qu'il s'agit de compenser.

Ainsi, il va falloir d'entrée de jeu décider de ne pas nous démobiliser avant la fin de l'intervention et de garder jusqu'au bout la concentration. Même si la panique ou la conscience de mal faire effleure, le défi pour qui s'expose face aux autres est celui de l'acteur contraint à jouer sa scène entièrement quoi qu'il arrive. Cette attitude oblige peu à peu à maîtriser le souffle nécessaire à la durée de l'intervention.

La citation suivante de Jack Gonfein exprime parfaitement l'attitude intérieure capable de donner à la personne qui se produit en public la densité de présence qui tient ses auditeurs en haleine.

« Tout sur scène est action. Mais action ne veut pas dire mouvement. Au contraire. Ainsi, des petits mouvements parasites comme il s'en produit dans la première phase sont tout le contraire d'une action intéressante. Donc, le seul contenu intérieur qui oriente, qui singularise et qui motive ce qu'on fait donne son sens artistique à l'action. Si l'on prend comme exemple le Moïse de la statue de Michel Ange, on voit quelqu'un de figé dans le

mouvement et pourtant on est saisi. C'est que ce mouvement n'a rien de général ni d'illustratif bien qu'on ne sache pas immédiatement ce dont il s'agit. Au bout d'un moment on s'aperçoit que Moïse regarde quelque chose d'effrayant dans une direction pendant que son corps semble prêt à s'affaisser dans l'autre... brusquement on comprend que c'est Dieu qui se montre à Moïse sous la forme du Bien et que tout son corps penche vers le Mal. L'apparition se confond pour Moïse selon l'inéluctabilité d'un choix : Dieu, ce qu'il a de terrible, c'est qu'il est le bien qu'il faut éternellement choisir, sans repos contre le Mal. »

C'est à partir de l'affrontement du silence, de l'improvisation silencieuse que nous prenons conscience de cet autre nous-mêmes, ce personnage qui se met en jeu face aux autres, de la vie et de la force qui l'habitent.

Apprivoiser notre corps

Un masque visible en référence aux masques invisibles

Ce masque, en même temps qu'il nous cache, nous révèle. Le porteur de masque s'imaginant caché, son corps se sent plus libre de prendre sa dimension, le mouvement est mieux ressenti.

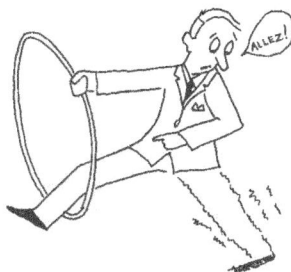

Un masque est remis aux acteurs. C'est un MASQUE NEUTRE. Sans expression particulière, ni triste ni gai, il ne représente aucun personnage en particulier et s'appuie sur le silence et l'état de calme. Une forme est conçue pour les hommes, une autre pour les femmes. « *Porter le masque neutre, c'est d'abord changer de corps en changeant de visage, c'est entrer dans un jeu plus grand que celui du jeu quotidien, c'est aussi "essentialiser" l'expression en la filtrant de ses anecdotes[1].* »

Apprivoiser son corps

Tout masque implique un rite. Nos masques sociaux obéissent à nos rites sociaux.

Le masque, objet posé sur le visage, évoque les masques dont il s'affuble en société, il met en relief la question de notre image.

1. J. LECOQ, *Le Théâtre du geste, mimes et acteurs*, Éditions Bordas, Paris, 1987.

« *Si dans notre vie quotidienne, nous dit G. BURAUD, nous ne nous masquons pas, c'est que notre visage est devenu une collection de masques.* »

Qui sommes-nous à travers tous ces masques ? Quel masque nous ressemble le plus ? Sommes-nous prisonniers d'un seul masque ? Et ceux qui s'adressent à nous, nous parlent-ils masqués ? Le contact avec le masque fait affleurer les questions qu'affrontent les ateliers de mise en scène de soi et que chaque exercice tente de cerner au plus près. Il ne s'agit pas pour le moment d'y répondre par des mots mais par l'engagement du corps le long d'un parcours.

La prise de contact avec le masque nous fait passer par toutes sortes de sentiments et d'états, de l'émerveillement à la crainte, de la curiosité au refus. La façon de le manipuler avec respect, de le mettre et de l'enlever brutalement, de le contempler, de s'en détourner, évoque une sorte de cérémonial. C'est un moment riche et dense, qui pose les questions soulevées par G. BURAUD : « *Pourquoi des Noirs autrefois se sont-ils masqués ? Quel étrange instinct les a poussés à s'inventer une figure différente de la leur, à se désirer puis à se faire autres qu'ils n'étaient ? Instinct, je le crois identique en ses profondeurs aux plus hautes inspirations de l'individu qui veut s'évader hors de lui-même, s'enrichir dans des types nouveaux d'existence, s'incarner en des personnalités multiples pour sentir s'accroître sa plénitude et ses pouvoirs, s'identifier aux forces démoniaques ou célestes de l'univers, aspiration la plus haute de l'humanité dont cet instinct du "sauvage" représente l'obscure racine.* »

Un masque pour libérer nos gestes

Les gestes ne se limitent pas aux gestes visibles. Chacun d'eux peut être envisagé comme un son qui se répercute dans l'espace et le fait réagir.

L'épreuve du silence a mis en évidence la difficulté de s'accepter face aux autres sans le secours de la parole, d'accepter que son corps vive et s'exprime dans l'espace de la scène. Le premier travail va donc être de mettre le corps en jeu dans cet espace, de libérer les gestes et les attitudes de façon à la conquérir.

L'espace n'est pas le vide. Il est une matière fluide, souple, dans laquelle nous nous coulons. Il réagit à notre présence. On le viole ou on l'apprivoise, on s'y noie ou on s'y construit.

Affirmer sa présence, trouver son corps de scène, c'est d'abord rendre l'espace vivant autour de soi en permettant à ses gestes de dialoguer avec lui. C'est laisser son corps réagir aux lois de la distance et du rythme et l'éprouver capable de les maîtriser.

Le port du masque neutre y aide.

Parler sous ce masque, en effet, est impossible, c'est au corps entier de parler. Au départ, les yeux, à travers les trous ménagés en face d'eux, bougent dans tous les sens comme s'ils étaient prisonniers. L'acteur ne sait pas encore que la tête a remplacé l'œil. Le jeu de l'œil n'étant plus possible, la tête doit tourner à sa place et découvrir l'espace.

Un grand danseur indonésien, JODJANA, disait à ses élèves : « *Imaginez que vous avez trois corps l'un dans l'autre. Celui du milieu est le corps visible de chair et d'os. Un autre, tout petit, est logé dans le centre de gravité. Le troisième, invisible, s'étend dans l'espace aussi loin que l'intention peut atteindre. En dansant, n'agissez que sur le petit bonhomme dans le centre et laissez-le communiquer, automatiquement, ses mouvements à travers votre corps de chair jusqu'aux limites de votre intention, ainsi votre mouvement sera-t-il juste[1].* »

L'ÉVEIL

Le porteur de masque étendu à terre doit dormir puis se réveiller lentement, découvrir ce qui l'entoure, se lever, se mettre en route. Avec ce masque qui ne supporte aucun geste parasite, il prend vite conscience qu'il faut aller droit au but au lieu de temporiser, qu'il ne s'agit plus de regarder à moitié. Un regard qui biaise sous masque est un regard qui s'annule. Le regard posé droit, le corps entier regarde et agit sans détour. Cette économie de mouvements mène à ce que serait le geste de base, commun dénominateur de tous les gestes. Mais comme il ne peut y avoir de geste unique ou de geste type, on ne peut que tendre à ce résultat.

L'exercice peut se faire à plusieurs.

1. Cité par J. DROPSY, *Vivre dans son corps*, Éditions de l'épi, 1973.

Il s'agit d'apparaître, d'accourir vers le quai figuré où est accosté le bateau sur lequel embarque une personne très aimée, mais le bateau a déjà pris la mer, on ne peut qu'agiter le bras, donner un signe d'adieu.

Cet au revoir essentialisé doit contenir en puissance la signification de tous les au revoir. Il doit exprimer aussi les diverses étapes de la séparation :

- *l'espoir d'abord* : le bateau n'est pas parti, un dernier moment de vie commune avec l'être cher est encore possible. Course vers le quai.
- *l'affolement* : mon Dieu le bateau est parti, il s'éloigne, il faut faire signe vite, vite ! Le bras s'agite, le corps est en tension, le désir de rejoindre la personne aimée est plus fort que l'évidence de la séparation. On est projeté vers l'impossible.
- *la résignation progressive* : le mouvement se calme, le geste ralentit, le corps revient à l'équilibre, se soumet à la réalité.

Le masque voile le visage pour dévoiler la force de l'expression corporelle.

Un masque pour mettre en évidence les rythmes qui nous sont propres

Nous avons chacun notre tempo, une façon différente de faire dialoguer notre corps avec l'espace et le temps.

En nous permettant d'aller jusqu'au bout de notre impulsion, le masque met l'accent sur les rythmes qui nous sont propres.

Si, dans l'exécution des mêmes gestes, nos rythmes pouvaient s'inscrire sur une partition, nous serions étonnés de la diversité de nos « musiques ».

Acceptons-nous que nos immobilités parlent ?

Les temps d'arrêt au cours de nos mouvements, comme nos silences au cours de la parole, donnent valeur et rythme à nos interventions mais nous les redoutons. L'immobilité, comme le silence, est ressentie comme un vide. Nous n'acceptons pas que notre silence parle. Nous n'acceptons pas que nos immobilités parlent.

Le travail au masque neutre prépare au travail sur les rythmes de la parole.

LA RENCONTRE

Deux acteurs, chacun à une extrémité de l'espace scénique, s'avancent l'un vers l'autre, se découvrent, réagissent à cette découverte.

> **François (32 ans, cadre dans une société bancaire) et Paula (25 ans, journaliste), sont en scène. Ils négocient les pauses et reprises du mouvement de façon très différente. François, impulsif, bouillant, précipite d'abord son parcours, le ponctue d'arrêts brefs, puis ralentit. Paula au contraire s'avance lentement sans s'arrêter.**

Après avoir pris la mesure de nos gestes et ressenti de façon plus fine le jeu de notre corps dans l'espace, nous allons éprouver maintenant la force du regard, la richesse de nos mimiques, pour accorder nos attitudes et l'expression de notre visage.

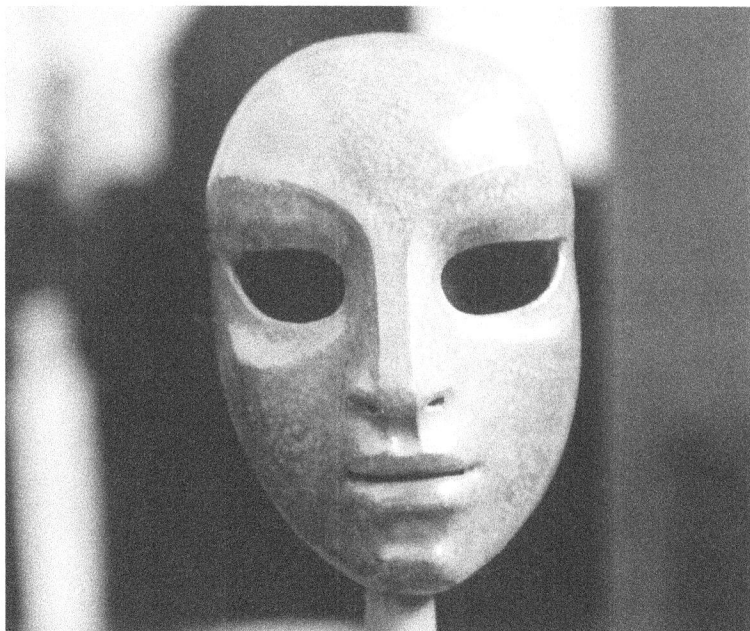

Le masque neutre créé par AMLETO SARTORI

Dépasser la peur du ridicule

Nous avons tous un clown qui sommeille en nous. Quel clown ?

Avec les premiers exercices, nous avons vu combien le silence, vécu face au public, impressionne. Et combien nous cherchons à nous en défendre. Bras serrés, mains nouées, dos rond, menton enfoncé dans le cou, nous avons vite fait, face à ce silence ressenti comme une mise à nu, de reconstruire notre forteresse.

La première difficulté, pour l'acteur silencieux, est de s'accepter sans autre soutien que celui de sa réalité corporelle

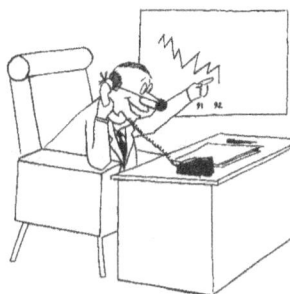

*Redécouvrir le clown
qui habite en soi*

et d'aller vers les autres d'autant plus vivant qu'il est plus démuni. C'est ce que fait le clown.

Il ne s'agit pas du mauvais clown de cirque, celui qui grimace, répète des gags stéréotypés, prend une voix nasillarde pour rameuter la foule, mais de l'Auguste évoqué plus haut, frère du héros d'HENRY MILLER dans *Le Sourire au pied de l'échelle*. Celui qui est capable de transformer son absence de parole en langage, de faire partager aux autres son enthousiasme et ses émotions. Nous sommes tous clowns en ce sens que nous avons d'immenses choses à exprimer et souvent de pauvres moyens pour le faire. Découvrir le clown en nous, c'est accepter nos limites et les convertir en force, retrouver la spontanéité et la fraîcheur de l'enfant, demeurer en état d'éveil, libérer l'énergie qui ouvre les portes à la créativité.

L'art d'échouer pour se rétablir

L'intelligence du clown est celle qui le mène jusqu'au bout de la situation d'indigence dans laquelle il se trouve pour la retourner à son avantage. Pour transformer ses échecs en victoire.

Désarmé par sa chute ou son jonglage raté, il relève le défi et repart. Regardez à quel point je suis fort, déclare son rire, sa démarche enlevée, je peux me passer d'armes ! Regardez à quel point je suis capable, je peux me permettre de me montrer incapable !

Quel est le secret de la présence du clown ?

Aller droit à l'objectif qu'il s'est fixé. Aucune psychologie dans son jeu, aucune surcharge mais la plus grande intensité qui soit. À chaque instant tout entier dans l'action qu'il accomplit, il prépare l'acteur à s'impliquer complètement dans son intervention.

Le clown est pour nous le maître de la présence.

L'image du clown est celle d'une victoire remportée sur l'échec.

La force du regard

Un nez pour agrandir ses yeux...

Ni déguisement, ni maquillage. Il suffit d'un petit nez de plastique rouge pour opérer la conversion.

Ce nez, le plus petit masque du monde, est un accent, un centre de gravité. Posé au milieu du visage, il oblige le regard, sous peine de s'annihiler, à gagner lui aussi en force.

En général, trois temps sont nécessaires pour apprivoiser l'état de clown :

➤ *Premier temps* : le rire change. De « jaune » qu'il était, il devient rire franc. Puis on ose lancer les bras, les jambes. Tant qu'à être idiot, disait PAUL, un des participants, puisqu'on le sera tous...

➤ *Deuxième temps* : grâce à « l'idiot », l'enfant se débride, la salle devient cour de récréation.

➤ *Troisième temps* : sous l'enfant apparaît le troisième personnage qui n'est ni l'adulte bêtifiant, ni le gosse, mais l'Auguste recherché, cette part de nous-même reléguée dans les coulisses du sérieux.

Le port du petit nez rouge crée, chez les acteurs, une famille. Fini de juger l'autre, on est maintenant du même bord.

Le naturel et la sincérité

Être clown n'est pas faire le clown.

Être clown, c'est s'accepter tel que l'on est, avec ses atouts et ses limites, c'est garder son naturel lorsque l'on intervient face aux autres.

Rien de plus difficile !

Garder son naturel, c'est accepter d'être simple. Comment y arriver ?

De deux façons : d'une part, en acceptant de s'impliquer dans une action dérisoire et, d'autre part, en acceptant de transmettre un message, une émotion.

LA DÉCOUVERTE DU CHAPEAU

Il s'agit d'entrer en scène, de découvrir un chapeau, de s'enthousiasmer de cette découverte, de transmettre au public, par le regard, le sentiment éprouvé. De s'approcher progressivement de la chaise sur laquelle est posé le chapeau, de le saisir, de prendre le public comme témoin de cette action.

Ce moment d'assumer en scène le dérisoire, de donner une grande importance à un projet, de le faire vivre pour le public est un moment essentiel, qui conditionne toute la suite du travail. Accepter de vivre un sentiment à partir d'une situation élémentaire aide à se débarrasser d'une pudeur inutile (il y a une pudeur utile, celle qui permet de garder à la personne son mystère, on en parlera plus loin) et à franchir un grand pas vers la confiance en soi.

Le clown dont le langage est limité et qui ne peut se sauver par des démonstrations verbales, ne peut compter pour s'exprimer que sur son corps.

Obligé de donner force à son langage corporel, le clown est par définition l'intervenant qui fait corps avec son discours.

La plupart du temps nous refusons de transmettre de peur de n'avoir rien ou peu à transmettre. Le clown, qui donne de l'importance à la moindre de ses actions et veut la faire partager, nous apprend la simplicité et l'ouverture.

L'art d'établir une complicité avec le public

Qu'est-ce que la complicité ?

Le jeu du clown met en place les deux temps essentiels d'une complicité avec les autres :

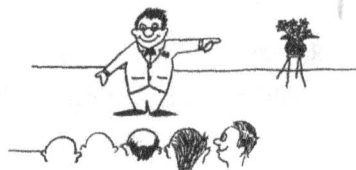

Complicité : je prends le public à témoin

➤ *éprouver* : être porteur d'un sentiment, d'une idée, d'un projet, par exemple ;

➤ *transmettre par le regard et l'expression du corps.*

LE CHAPEAU (SUITE)

En accord parfait avec ce qui précède, l'exercice du clown se découpe comme suit :

Je vois quelque chose sur scène ; ce quelque chose me fait éprouver un sentiment, me met dans un certain état.

Je prends le public à témoin, en lui exprimant par le regard et l'attitude cet état (sous-entendu : public, j'ai vu quelque chose et ce quelque chose me rend triste ou gai, etc.).

Je me prépare à accomplir une action avec l'objet. Exemple : je m'avance vers l'objet, j'approche la main pour le saisir.

Par le regard et l'attitude, je prends le public à témoin (sous-entendu : public, vous voyez, je vais prendre cet objet, qu'est-ce que vous en pensez ? allez, j'y vais ? j'y vais pas ? j'y vais !).

Je prends : ACTION.

Réaction. Je réagis au fait d'avoir pris en exprimant mon sentiment (qu'il s'agisse de la satisfaction ou d'un autre sentiment).

Une véritable batterie : l'échange de regards, de respirations, d'états entre l'acteur et le public donne à ce public la possibilité d'entrer dans le jeu, de s'identifier au joueur. Pris à témoin par les expressions, les silences de ce joueur, le public se sent questionné.

Tant que l'intervenant, par sa présence et sa vie, n'a pas provoqué l'intérêt de son public, ce public est en rétraction, il ne s'implique pas.

Le langage de la respiration

Porter le petit nez rouge, épreuve pour la respiration, oblige à prendre conscience de la nécessité d'un contrôle respiratoire.

Comme par hasard, les apprentis clowns qui au départ se déclarent mal à l'aise avec ce nez, sont presque toujours ceux qui, dans les premiers exercices, ont démontré qu'ils respiraient mal.

Le clown s'impliquant à fond dans l'action qu'il accomplit doit placer son souffle de façon très précise en accord avec cette action.

Notre respiration parle

Il nous prépare à respirer notre discours.

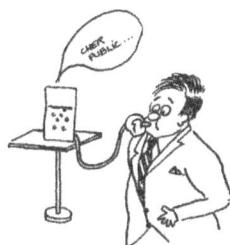

Respirer, une fonction privilégiée

La respiration est une des seules fonctions de l'organisme sur lesquelles la volonté puisse agir.

C'est ce que J. Dropsy[1] exprime bien :

« La respiration est le grand régulateur de l'organisme par sa liaison à la fois chimique et mécanique avec le rythme circulatoire. Cette situation la rend spécialement sensible à notre vie psychologique et à nos émotions. Elle suit toutes les variations de votre vie affective. Chacun de nos mouvements a son rythme respiratoire propre.

---

1. J. Dropsy, *Vivre dans son corps*, Éditions de l'épi, 1973.

Génératrice d'énergie physique (à cause de son action sur le métabolisme de base de l'organisme) elle est aussi, et d'autres cultures que la nôtre l'ont mis en exergue, source d'énergie spirituelle. À l'opposé, et comme le précise W. REICH : l'inhibition de la respiration est le mécanisme fondamental de la névrose. »

Trait d'union entre la tête et le ventre, la respiration permet, si elle est juste, un contrôle évident sur notre mental et la régulation de nos fonctions. Il est bien connu que les gens frileux respirent mal et que bien respirer, au contraire, nous apporte la chaleur qui nous est nécessaire.

L'exploratrice ALEXANDRA DAVID-NEEL évoque dans un de ses livres l'expérience de moines tibétains qui arrivaient, alors qu'ils étaient à moitié nus dans la neige, à créer la quantité de chaleur qui leur était nécessaire grâce à un extraordinaire contrôle de leur respiration[1].

PRISE DE CONSCIENCE DU « HARA »

Les acteurs debout, jambes écartées pour que les pieds soient à l'aplomb du bassin, pieds légèrement tournés vers l'extérieur, genoux légèrement fléchis, cherchent à localiser, entre le nombril et le pubis, ce que les Orientaux appellent le « hara » et qui est leur centre de gravité, un moteur infaillible. Ils prennent alors une profonde inspiration et lancent d'un coup le souffle en faisant « Ah ! » de telle sorte qu'il semble sortir par ce point. Ils recommencent plusieurs fois.

LA CONVOITISE DES TROIS SACS

Trois chaises occupent l'espace scénique. Sur chaque chaise, un sac. Il s'agit pour l'acteur clown de jouer :

• le sentiment de convoitise en découvrant les sacs ;

• la satisfaction extrême en les prenant. Ceci en accord avec les temps respiratoires.

L'exercice se découpe comme suit.

Entrée de l'acteur :

• il découvre le premier sac : inspiration, connivence au sujet de la convoitise par le regard posé sur le public (le public est intrigué) ;

---

1. J. DROPSY, **ibid.**

- il se prépare à le prendre : apnée, connivence avec le public. Temps du suspense (le public est tenu en haleine) ;
- il le prend : expiration portée vers le public. Soulagement et bonheur d'avoir pris le sac (le public se détend).

ÉMERIC **a le souffle court.**

ÉMERIC **est en scène.**

Il établit bien la complicité avec le public au moment de la découverte du premier sac par le jeu du regard, les temps d'inspiration et d'apnée respectés, mais ensuite, au moment de la prise du sac, l'expiration tout à fait insuffisante ne permet pas d'établir un vrai dialogue avec le public.

La respiration parle

Respirer de façon juste est la condition première du déroulement vivant d'une intervention.

Il y a réciprocité entre le rythme respiratoire du public et celui de l'intervenant. Tout comme notre regard prend appui sur le public, notre respiration s'accorde à la sienne. Si nous restons trop longtemps comme nous l'avons vu plus haut, en état d'apnée, de rétention

Vers un accord de respiration entre l'acteur et le public

respiratoire, le public manque d'air. Chaque fois, au contraire, que nous libérons le souffle, le public se détend.

En étudiant ensuite le temps du suspense dans le récit, nous pourrons aller plus loin dans cette affirmation.

Le scénario du numéro de clown, par définition très élémentaire et essentiellement fondé sur le jeu du corps, s'effondre si la vie du corps, par rétention respiratoire, ne peut s'exprimer. Il nous permet de mettre l'accent sur l'importance de la respiration comme langage.

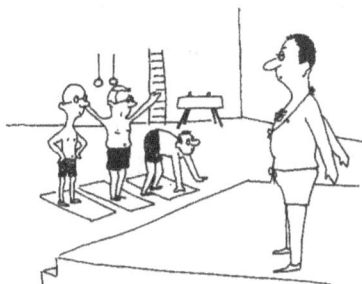

La respiration parle (en ce sens qu'elle porte notre sentiment, notre état) à condition que l'on accepte de la partager avec le public. Bien posée, elle permet, en complément du regard et de l'attitude, d'ouvrir une porte au public pour qu'il puisse entrer dans le jeu.

La difficulté à respirer est simplement une difficulté à expirer

Tout le scénario du clown repose sur une expression et un souffle donnés au public. Or si nous sommes généreux quant à l'inspiration, nous sommes avares quand il s'agit d'expirer.

En effet, le moment de l'expiration est celui de l'expansion vers le public, de l'installation avec ce public dans une certaine convivialité. Après la tension de l'inspiration, nous nous retrouvons ensemble soulagés, d'avoir partagé quelque chose. L'apprenti acteur, comme l'intervenant craintif croyant qu'il n'a rien à faire partager, retient son souffle.

Nous n'expirons pas parce que nous ne valorisons pas notre présence.

Trois consignes de clown à suivre lors d'une intervention en public

Faire confiance à la force du regard

Ne pas brouiller l'expression par des mimiques inutiles.

Plus l'expression est économe, c'est-à-dire moins il y a de grimaces, plus elle est forte. La plupart du temps, un excès de mouvements du visage dénonce un manque de concentration. Le regard n'ayant pas trouvé son point fixe sur l'objet se disperse et va chercher un secours dans la liste des grimaces codées. Exemple : haussement de sourcil pour traduire l'étonnement, hochements de tête satisfaits pour démontrer la satisfaction.

L'expression, comme masquée d'un voile artificiel, se brouille, le regard perd de sa force.

Prendre le temps de vivre en scène

Inhibés par la peur de n'avoir rien à transmettre, nous nous replions sur nous-mêmes et échappons à la situation présente.

Si notre message ne passe pas, c'est que bien souvent, au lieu de nous concentrer sur lui, nous nous occupons de l'effet que nous produisons. Nous précipitons l'action, nous la bradons, comme nous bradons les mots pour fuir l'image négative de nous-mêmes que nous croyons projeter.

Être clair sur le message à faire passer

Sincérité et cohérence sont les deux supports indispensables de transmission d'un message.

FRÉDÉRIC (42 ans, directeur financier d'une compagnie de transports) est en scène. Bonne entrée, le regard est en relation avec le public, mais tandis qu'il s'approche du chapeau, au lieu de se concentrer sur lui et de le découvrir vraiment, il mime la découverte, par des grimaces et des gesticulations. Les spectateurs restent impassible. Il s'arrête. JACQUELINE intervient.

– On ne sait pas ce qu'il te fait ce chapeau, FRÉDÉRIC, s'il est moche, s'il est beau, si tu l'aimes.

– C'est vrai, je n'avais pas vraiment de sentiment, j'étais fou, en fait je me suis dépêché, je voulais en finir vite...

Comme nous l'avons vu plus haut, il faut pour exprimer avoir d'abord éprouvé.

FRÉDÉRIC, par manque de concentration sur l'objet à découvrir, a voulu transmettre avant d'avoir éprouvé. Les deux temps étant inversés, le jeu s'est révélé faux.

Pour être sincère, il faut d'abord être logique.

Un manque de sincérité dans l'expression résulte souvent d'une absence de logique dans l'exécution.

Le clown, clair et précis quant aux sentiments qu'il éprouve, exprimant à fond chacun de ces sentiments, nous donne une leçon de cohérence. Si nous ne savons pas ce que nous voulons exprimer, comment le public peut-il le savoir ?

Le clown est une base de travail pour tout intervenant qui veut développer son charisme et son plaisir d'être en scène.

En s'impliquant de tout son corps dans l'action, il fait don de son humanité. À ce titre, chacun l'accepte et se reconnaît en lui.

Son plaisir d'être en scène fait écho chez les spectateurs qui, à leur tour, éprouvent du plaisir à entrer dans son jeu.

Le clown nous fait franchir un grand pas vers la simplicité, l'acceptation de nous-même et des autres.

Laisser parler
nos sentiments !

Paul : Je montre trop mes sentiments. Que faire ?

Pierre : Je ne montre pas assez mes sentiments. Que faire ?

Une voix : La même chose.

Pas d'expression sans sentiment, pas de mise en scène convaincante d'un projet sans prise de position (de sentiment encore) par rapport à ce projet. Pas d'impact sans maîtrise.

Après le travail du clown qui oblige à poser le regard, la respiration, à établir la complicité avec le public, nous allons nous exercer :

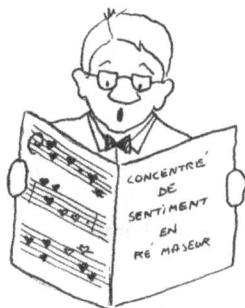

Entre trop et pas assez

➤ à exprimer des sentiments et à les partager ;

➤ à maîtriser ces sentiments.

La gamme des sentiments

Faire appel à un sentiment qui n'est pas forcément le nôtre à un moment donné, la vie professionnelle ou quotidienne nous le demande couramment.

Qu'il s'agisse de défendre un dossier difficilement défendable, d'ouvrir un débat épineux, de refaire une conférence pour la énième fois, nous devons, comme l'acteur, faire appel à des sentiments qui ne partent pas forcément du coeur.

Il s'agit donc, pour l'intervenant comme pour l'acteur, d'apprendre à faire surgir en lui tel ou tel sentiment, d'apprendre à en graduer l'intensité. De s'exercer à la gamme des sentiments comme il pourrait le faire à la gamme musicale.

LES CINQ OBJETS

Devant l'acteur, assis en scène, sont posés à terre cinq objets répartis sur le sol à distance les uns des autres qu'il devra découvrir successivement tout en montrant, en point d'appui sur eux, l'intensité d'un sentiment choisi. Il ne s'en tiendra qu'à un seul sentiment.

Tenant compte de l'exercice précédent sur les trois temps de la respiration et prenant l'admiration à titre d'exemple, le scénario se découpe comme suit :

1. L'acteur voit l'objet : inspiration (le temps de la découverte), apnée.

2. Il fait savoir au public ce qu'il a vu : libération du souffle et de l'expression du ravissement léger que lui a procuré cet objet.

3. Il voit le second objet, admiration plus grande, inspiration plus profonde, apnée plus marquée.

4. Libération du souffle plus accentuée, mimique plus rayonnante, et ainsi de suite jusqu'au dernier objet.

Quand la gamme est montée de façon juste, les mimiques qui faussaient le jeu au départ sont justes (justifiées), elles ne voilent plus l'expression mais sont en accord avec l'état intérieur.

EMMANUEL **(43 ans, ingénieur dans une société d'aéronautique) intervient.**

Au bout du troisième objet, il s'arrête.

– Je sens bien que ça n'accroche pas.

– Quel est le sentiment choisi ?

– La peur, je crois...

– Vous n'en êtes pas sûr ?

– Je vois l'objet sans le voir, je ne suis pas à mon affaire...

Se mobiliser sur un sentiment, être « à son affaire », devant un public, nous l'avons déjà vu, c'est être en relation étroite avec l'objet qui nous préoccupe, nous concentrer sur lui, qu'il s'agisse d'un objet réel, d'une idée ou d'un projet à défendre.

La concentration préalable indispensable, demande que soient réunies deux conditions : un état de relaxation et un sentiment juste.

Être en état de relaxation

En scène

Prendre quelques secondes pour respirer et se détendre soit en position debout, soit assis sur sa chaise.

Emmanuel est en scène. Essayant de s'intéresser aux objets, il est perché sur le rebord de sa chaise comme un oiseau prêt à décoller. Tout en tension, rétracté sur lui-même, il ne peut s'ouvrir à la situation et l'objet reste à distance de lui.

Imaginons une matière dure, rigide, un morceau de fer : comment imaginer que ce morceau de fer obéisse à la forme que nous voulons lui donner ?

Hors de scène

Beaucoup d'exercices accomplis hors de scène favorisent l'état de relaxation nécessaire à la concentration en scène. J'aime particulièrement ceux que Lee Strasberg[1] conseille.

RELAXATION PHYSIQUE

Essayer de trouver rapidement une position dans laquelle il est possible de s'endormir. Qu'il soit debout, assis, seul ou dans une foule, l'acteur doit pouvoir arriver en relâchant ses muscles à trouver le confort qui précède l'endormissement.

---

1. L. Strasberg, *Le Travail à l'Actor's Studio*, Gallimard, Paris, 1986.

Le training de Schultz, (qui consiste, en position couchée, à relâcher successivement chaque membre du corps, chaque muscle, y compris ceux du visage jusqu'à éprouver dans chaque partie du corps une sensation de chaleur indiquant la remise en route de la circulation) prépare bien à l'exercice du pré-endormissement.

Relaxation mentale

Selon Strasberg, trois régions où notre tension mentale est visible sont particulièrement à examiner :

- les tempes,
- la région allant des ailes du nez aux paupières,
- la bouche.

Il préconise les exercices suivants :

remuer la bouche comme si l'on mâchait un chewing-gum, serrer les paupières, les desserrer, sentir leur « poids » sur l'œil, enfin l'index et le majeur de la main droite légèrement repliés et faisant office de petit marteau, tapoter légèrement la région des tempes, celle des ailes du nez, le tour de l'œil. Tout cela, qui ne dure que quelques instants, permet de gagner un état de calme et de disponibilité.

Je propose à Emmanuel d'exécuter ces exercices en compagnie des spectateurs avant de recommencer le jeu de découverte des cinq objets.

Ce jeu terminé, il a les joues rouges, des gouttes de sueur aux tempes comme s'il venait d'accomplir un effort digne d'un docker.

Le travail de concentration est un travail athlétique.

Partir d'un sentiment juste

Le sentiment est juste s'il fait appel au vécu

Si le sentiment ne peut englober tout l'objet (tout le sujet que nous avons à défendre), au moins peut-il en concerner une part. Si l'ensemble du projet est terne, peut-être un de ses détails brille-t-il assez pour allumer le soupçon d'enthousiasme à partir duquel il sera possible de retrouver « l'humeur ».

Dans l'exercice des objets, admettons que le sentiment choisi soit la joie. Si la corbeille à papier, premier objet, ne déclenche pas immédiatement la joie, nous pouvons partir, par exemple, du fait, bien plus réel, que cette corbeille nous fait légèrement sourire dans ses prétentions à être jolie. Ainsi, la bonne humeur s'amorce qui va, à travers la découverte des autres objets, pouvoir se transmuer en joie.

De même en ce qui concerne un projet que nous sommes obligés de défendre et qui ne nous enthousiasme pas d'emblée, faudra-t-il dégager de ce projet l'aspect avec lequel nous nous sentons le plus en accord, le détail qui nous semble défendable pour, à partir de là, mobiliser progressivement notre entrain.

La gamme des sentiments ne peut s'établir qu'à partir d'un sentiment précis

Si la première note (en l'occurrence le premier sentiment éprouvé en face de l'objet), est imprécise, les suivantes ne peuvent se construire sur elle.

Nous le verrons dans un chapitre ultérieur, il n'existe pas d'intervention, ni d'exposition d'idées, ni de projet, ni de message sans prise de position personnelle.

Harmonie du sentiment et du geste

Un exercice à deux volets permet de comprendre de manière explicite combien le geste est accordé au sentiment.

Le corps se mobilise en harmonie avec le sentiment à exprimer

Lieu du bonheur, lieu du drame

L'acteur entre en scène. La scène figure le lieu où il a vécu des moments de bonheur intense. Chaque détail du décor permet de se souvenir et de faire ressurgir un peu de ce bonheur.

L'acteur sort de scène, entre à nouveau. Cette fois, la scène figure le lieu où a été vécu un drame.

> **ANNE (42 ans)** attachée de presse d'une maison d'édition, est entrée dans un lieu qui est visiblement celui de son enfance. Elle serre contre elle le foulard déposé sur une chaise comme s'il s'agissait d'une poupée. Insensiblement son corps s'abandonne à la tendresse. Mais, à partir du deuxième objet, elle se déconcentre et me regarde d'un air inquiet.
> – Après avoir reposé ma poupée, je me suis sentie bête, j'ai lâché.

Cesser d'être vivant face aux autres est souvent le résultat d'un court circuitage du corps par le mental.

Nous sommes, au sens littéral, jetés hors de nous, hors de notre corps. Tenir notre attitude pendant que le sentiment est éprouvé est indispensable à la crédibilité du scénario. Il faut continuer à vivre ce que nous vivons en scène jusqu'à ce que quelque chose d'autre à vivre se présente. Pas de temps mort dans le scénario signifie pas de temps mort dans la mobilisation de notre corps.

Anne, par peur du jugement, n'est pas restée en prise avec son temps d'enfance ; son attitude n'étant pas « tenue », elle s'est déconcentrée.

Cet exercice, comme les précédents et ceux qui vont suivre, préparent à la maîtrise de la « panne » qui sera étudiée à une étape ultérieure.

Les gestes expriment le mouvement intérieur déclenché par le sentiment

> **FRANÇOISE, (27 ans, chef de produit dans un laboratoire pharmaceutique)**, après avoir réussi la première partie de l'exercice (le lieu du bonheur), entre dans l'appartement du drame. Alors que, pour traduire le sentiment de tendresse ressenti précédemment, ses gestes avaient une certaine rondeur, esquissaient des courbes, ils deviennent angulaires, évoquent des lignes brisées. Le mouvement, au lieu d'être continu, est syncopé.

Quand le jeu est juste et le sentiment intériorisé par une grande concentration, le rythme des mouvements « dessine » le sentiment à exprimer.

Passer d'un sentiment à un autre exige de passer d'un rythme corporel à un autre. Le mouvement intérieur déclenche le mouvement du corps. À défaut, le jeu est faux, il est extérieur.

Chaque intervention est un parcours

Ce parcours ne peut se faire dans le vide. Il nécessite le passage d'un point fixe à un autre.

La manipulation d'objets sur la scène nous aide à prendre conscience de la nécessité de points fixes pour progresser, soit dans notre état (notre conviction intérieure) soit dans notre démonstration.

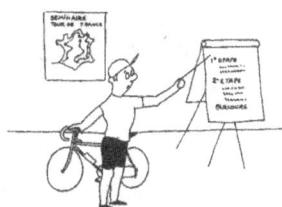

Qu'est-ce qu'une intervention ?
Un parcours !

Nous avons besoin d'être en relation étroite avec un support sous peine de rester dans le flou, c'est-à-dire l'incommunicable. Adhérer à une idée, à un projet, c'est avoir trouvé dans cette idée, ce projet, un point fixe pour ancrer sa conviction.

HABIT DE FÊTE, HABIT DE CORVÉE

Une chaise sur laquelle est placée une veste est placée sur la scène. À droite de la chaise est supposé se trouver un miroir.

1. La veste est celle que nous mettons pour nous rendre à notre travail quotidien. Ce travail est pénible, ennuyeux, c'est une corvée.

2. La veste est celle que nous venons d'acheter pour nous rendre à une soirée de fête en compagnie de la personne dont nous sommes amoureux.

L'acteur entre, voit la veste, l'enfile, se regarde dans la glace, sort. Son état doit, à chaque instant, être parfaitement communiqué au public en respectant une grande économie d'expression. Pas de gestes anecdotiques (par exemple, regarder sa montre). Pas de mime (par exemple, désigner la veste pour faire comprendre qu'on l'a vu soupirer de façon déclarée).

Par rapport à l'exercice précédent, le changement d'état, de sentiment, est plus rapide, la gamme du sentiment s'effectue, non pas en prenant appui sur des objets différents, mais en restant sur le même objet. Cela oblige un contrôle accru dans l'exécution.

CLAUDE (49 ans, vendeur dans une société de matériel électronique) exécute la première partie de l'exercice. Il s'habille pour la corvée, enfile la veste à toute allure, l'enlève, la remet, la boutonne avec soin. Pas de réaction du public.

CLAUDE sort de scène, se concentre, revient. Il prend le temps d'établir le contact avec son objet (ses doigts palpent le tissu comme s'ils le caressaient), il enfile les manches de la veste avec précaution, enfin, quand il l'a revêtue, il se détend, sourit, exprime le bonheur. Réaction positive du public.

CLAUDE : Je me suis rattrapé. Pour la veste de corvée, c'était nul. En fait, j'ai changé de sentiment en cours de route, je ne savais pas où j'allais.

Dans la première partie du scénario, CLAUDE a échoué parce qu'il ne s'est pas servi du point fixe, la veste, pour s'ancrer dans son sentiment. Effleurant plusieurs sentiments, n'en choisissant aucun, il n'est pas entré dans la situation faute d'avoir trouvé son appui.

Dans la seconde partie, au contraire, les points fixes ont été respectés. Ayant pris le temps de bien regarder l'objet, donc d'en recevoir un message, la dynamique du sentiment s'est traduite dans le corps. Le contact avec l'objet est devenu si vivant que l'objet lui-même s'est animé.

La dynamique du mouvement s'étend à l'espace et aux objets qui occupent ce dernier

UN TÉLÉPHONE EST EN SCÈNE

L'acteur est assis sur une chaise située à côté du téléphone.

Première sonnerie : l'acteur décroche. Une personne aimée appelle. À mesure que la conversation dure, les gestes de l'acteur se modifient en accord avec le sentiment.

Deuxième sonnerie : une personne détestée appelle. Les gestes de l'acteur se modifient en accord avec le sentiment.

Premier scénario

JÉRÔME (38 ans, comptable dans une maison d'édition), en scène, répond au premier appel. Au fur et à mesure de la conversation, le téléphone se transforme. La façon dont Jérôme tient l'appareil, joue avec le fil, se lève, déambule, se rassoit, évoque une danse. Le téléphone symbolisant une femme devient la cavalière de JÉRÔME.

Second scénario

Le téléphone, au fur et à mesure du dialogue, prend la forme d'un objet ou d'un animal dangereux, il s'arme de dents, d'aiguilles, tandis que la situation devient blessante, il blesse. JÉRÔME voudrait s'en débarrasser. N'y arrivant pas, il le serre de toutes ses forces comme s'il allait l'égorger. Les spectateurs applaudissent.

Notre impulsion, l'énergie déclenchée par notre sentiment, met en vibration l'espace autour de nous et les objets qui occupent cet espace. L'œil du spectateur peut, à ce moment, comme celui de l'artiste qui ne dessine pas les formes telles qu'elles sont mais telles qu'il les voit, devenir visionnaire d'une « autre » réalité.

Quand notre sentiment est juste, c'est-à-dire construit sur une vérité intérieure, il se traduit non seulement dans nos gestes mais au-delà de nos gestes. Il s'étend à l'espace.

La dynamique du mouvement a un écho. Cet écho résonne non seulement dans le vivant mais aussi dans l'inerte et l'anime.

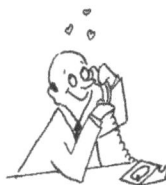

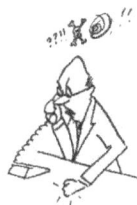

*La dynamique
du mouvement*

Notre place dans le groupe

Quand nous nous mettons en scène avec d'autres, quelle place occupons-nous ? Est-ce la place qui nous revient, celle qui nous met en lumière, celle qui nous met à l'ombre ? Sommes-nous un héros ?

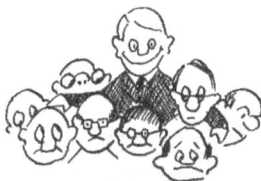

Quelle est votre place dans le groupe ?
Quelle est votre aura ?

Notre présence a-t-elle du poids ?

Dans la conception du théâtre grec, le poids du héros en valeur de jeu doit être égal au poids du chœur. Le héros agit, il tient son chœur par le récit de son action, le chœur réagit.

Dès que nous nous mettons en scène avec d'autres, une loi d'équilibre se met en jeu.

Poids et contrepoids

Naissance du héros et du coryphée

Imaginons un rectangle en équilibre sur une pointe située en son centre géométrique. Ce rectangle représente tout espace dans lequel nous nous exposons, notre aire de jeu, notre plateau.

Marchant sur la scène, l'acteur doit avoir la sensation que ce plateau vibre sous ses pas.

À côté du centre géométrique se trouve le centre organique qui est le personnage principal, le héros.

Un acteur doit être égal à un autre quant à la force de sa présence.

Le premier acteur entre, occupe le milieu du plateau. Dès qu'il s'éloigne du centre, il y a déséquilibre, donc possibilité pour le second d'entrer. Le second entre, se place en symétrie par rapport au premier. Dès qu'il se rapproche de lui, s'ils sont d'un côté du plateau, nouveau déséquilibre. Le troisième acteur entre. Il est égal en force aux deux premiers, et ainsi de suite.

Règles :

1. c'est toujours celui qui entre, qui dirige ;

2. c'est celui qui est dirigé qui, refusant à un moment de rétablir l'équilibre, permet l'entrée du suivant ;

3. il y a toujours entrée sur un déséquilibre.

Le poids de la présence étant d'abord seul envisagé, on peut augmenter cette présence (en inspirant, en levant les membres) ou la diminuer (en expirant, en se baissant). C'est à l'autre acteur de compenser.

Ce mode d'*être dans le déplacement ou l'immobilité* est en liaison étroite avec la place de nos interventions au sein du groupe. Il y a des moments pour parler, d'autres pour se taire. Le sentir demande une attention très grande, non seulement aux paroles de l'autre, mais aussi à son état, c'est-à-dire à tout ce que sa présence exprime.

L'exercice de l'équilibre du plateau nous sensibilise à la présence de l'autre. S'il est correctement fait, nous éprouvons vraiment ce qu'est, au sens littéral, le poids d'une présence.

Le poids de nos sentiments

Un acteur entre en scène éprouvant de la tristesse. Quand il déséquilibre le plateau, un second acteur entre portant la joie. Si le premier passe de la tristesse à la joie, le second doit faire le chemin inverse de façon que les sentiments des deux acteurs soient toujours parfaitement opposés.

L'équilibre du plateau se fait, cette fois, non sur la seule présence, mais sur la densité du sentiment exprimé.

Lorsqu'un des acteurs se laisse gagner par le sentiment de son vis-à-vis, qu'une contagion de sentiments opère et que, de ce fait, les deux acteurs se rapprochent et déséquilibrent le plateau, l'entrée d'un troisième acteur est possible. Et ainsi de suite jusqu'à ce que tous les acteurs du groupe soient entrés.

Le poids de nos actions

Le premier acteur en scène accomplit une action.

Le second entre en opposition ou en contretemps de cette action.

Lorsqu'il accepte de participer à l'action de son camarade, il permet l'entrée d'un nouvel acteur.

Tandis que le chœur se forme, on assiste à la naissance du coryphée, centre vital du groupe auquel il donne cohésion par sa présence et sa faculté à prendre des initiatives.

Le coryphée est élu tacitement.

Nous situons-nous en lumière ou à l'ombre des autres ?

Cette mise en scène du chœur, placée à dessein au centre du travail, outre qu'elle nous prépare à la conduite d'un ensemble de personnes en affinant notre appréhension des autres, nous aide à ressentir d'une façon plus aiguë ce qu'est l'aura d'une personne dans un groupe et comment se manifeste la nôtre.

Chez les acteurs qui ont du mal à s'imposer, on constate :

➤ dans le premier temps du jeu, un désir d'effacement plus grand encore : l'impossibilité d'émerger en tant que coryphée ;

➤ dans le second temps du jeu, un renversement des données. Le timide, montrant une volonté farouche d'émerger, ne perd plus une occasion de passer au premier plan au risque de ne plus respecter la place des autres. Ceci met en évidence la double face de nos attitudes.

Notre modestie cache souvent une bonne dose d'orgueil ; notre effacement, une volonté farouche de paraître ; notre retrait, un désir fou de nous imposer.

L'exercice du chœur, pour peu que l'on s'y attarde, modifie fréquemment l'attitude de chacun au sein du groupe.

Avons-nous l'étoffe du héros ?

Autrement dit, de quel bois sommes-nous fait ?

L'identification aux matières renforce la prise de conscience de notre comportement dans notre relation à l'autre.

Sommes-nous dur comme le bois ? Souple et tranchant comme de l'acier ?

Décontracté, élastique comme du chewing-gum ?

CONFRONTATION DES MATIÈRES

Éprouver les qualités d'une matière.

Déambuler, essayer de ressentir dans son corps la rigidité du bois, les vibrations de l'acier, la souplesse et la détente de l'élastique... essayer de sentir en soi la prédominance de telle ou telle matière.

Les acteurs qui ont réussi à se ressentir bois se regroupent, ceux de l'élastique se regroupent...

Alors intervient la lutte des matières. Trois personnes sont désignées dans chaque groupe.

Le premier groupe de trois se met en scène avec les mouvements et l'état corporel de la matière choisie, puis entre en relation avec le groupe d'une autre matière. Il y a toujours une matière plus apte qu'une autre à entrer en communication.

Les matières s'affrontent et luttent (sans qu'il y ait contact corporel, de façon à mettre en évidence l'autorité du mouvement à distance, son rayonnement).

Jean-Marie, Paul et Claire appartenant au groupe du « bois » ont affronté Emeric, Emmanuel et Laure, le groupe « colle ».

La « colle » gagne. Laure, qui n'a pas perdu l'autorité gagnée dans le travail du chœur, est une « colle » terriblement efficace, le groupe « bois » se retrouve littéralement pieds et poings liés.

C'est au cours du travail avec les matières que les « canards de la couvée » retrouvent droit d'asile dans le groupe. Si la cohésion d'un groupe ne parvient pas à se faire, il faut rester un peu plus longtemps sur ce travail qui confirme bien nos rigidités et nos souplesses dans l'échange.

Notons au passage l'expression « groupe soudé ». Les différents composants de la matière d'un tel groupe se sont échauffés, ont travaillé ensemble jusqu'à ce qu'un alliage se produise, que des matières différentes au départ se soient fondues.

Demandons-nous de quelle matière sont nos collaborateurs. Quel alliage pourrions-nous constituer pour les mettre en harmonie ?

En confirmant le poids de notre présence muette, l'autorité de nos silences dans la conduite d'un groupe, ce travail nous prépare aussi à jouer de ces silences en regard de la parole.

Projeter notre voix : la lecture en public

« La parole doit être audacieuse comme un lion,
douce comme un lièvre, aiguë comme une flèche
et balancée comme une ceinture tenue en son milieu. »

Proverbe tibétain

Une voix bien placée est celle qui résulte de la coordination de tout notre corps. Cette voix qui est sonore ne fatigue pas. C'est celle de nos gentils bébés qui hurlent avec une force, une conviction, une constance dont nous serions tout à fait incapables.

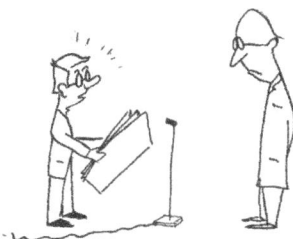

Quand lire en public nous remet sous l'œil du maître

Encore une fois, ce sont nos inhibitions qui sont responsables de nos « mauvaises voix ». En effet, si certains éléments du timbre sont constitutionnels, d'autres sont en rapport avec notre psychologie ou résultent d'attitudes corporelles devenues habituelles depuis longtemps. À titre d'exemple, prenons conscience des différents timbres de voix adoptés par nos proches suivant la situation dans laquelle ils se trouvent (timbres aigus, timbres de petites filles, de petits garçons...) et constatons comment les voix régressent ou s'effacent dans la crainte, se sonorisent, au contraire, dans l'autorité.

Avant d'aborder l'improvisation parlée, il est souhaitable de « chauffer » la voix avec quelques exercices de chant. Celui de l'émission des voyelles est un des plus simples.

Après avoir vérifié sa posture (pieds bien ancrés dans le sol, bassin bien placé, tête droite), émettre une succession de voyelles sur le souffle.

Il faut repréciser ici le rôle de l'inspiration et de l'expiration.

L'expiration, support de la parole, permet d'exprimer, pour le monde et pour les autres, ce qui nous emplit, mais c'est pendant l'inspiration qui s'accompagne d'un arrêt de la parole, que nous sommes disponibles pour recevoir à la fois l'air et l'inspiration de ce que nous exprimons en mots sur l'expiration suivante. Nous retrouvons donc un parallélisme entre le rythme physiologique de l'inspiration et de l'expiration, et le rythme psychologique de l'inspiration et de l'expression.

Voix et voie ?

Un homme m'a confié que le moment où il avait trouvé sa voix juste avait été aussi celui où il avait pris conscience de sa vocation d'écrivain et abandonné son métier de comptable pour se mettre à écrire.

Depuis cet aveu et bien d'autres similaires, je m'interroge à propos de ces deux mots à la même sonorité. Nos voies et nos voix s'attendent-elles ?

Lecture neutre et lecture projetée

Quand lire en public vous remet sous l'œil du maître

Le fait que notre métier nous donne l'occasion de lire souvent face aux autres n'allège jamais tout à fait la crainte. Chaque lecture publique, à un degré plus ou moins grand, nous met en position d'élève sous l'œil du maître et libère des fantasmes qui nous inhibent. Dans un corps inhibé la voix s'amenuise. Notre voix d'enfant couvre notre voix d'adulte.

Trop préoccupé de plaire aux maîtres, au lieu de servir le texte nous servons l'image d'un enfant studieux.

La plupart du temps nous lisons en circuit fermé, non pas que nous ne sachions pas lire ou que nous n'ayons pas de voix, mais parce que, submergé par nous-même, nous ne mettons pas notre énergie au service du texte.

Dans *L'espace vide*[1], PETER BROOK, à propos de la lecture, fait part de son expérience avec des comédiens. Ayant donné à lire, dans ses cours, un texte concernant les camps de concentration, il a constaté que la lecture de ce texte avait été immédiatement correcte.

Le récit du tragique se pose, en effet, comme une urgence. En face de l'urgence, on n'a plus le temps de faire un retour sur soi. Le texte devenu premier, l'ego s'efface pour le servir c'est-à-dire le communiquer. L'urgence crée l'ouverture à la situation et aux autres.

À la suite de PETER BROOK, confrontons-nous à des textes qui, par leur extrême gravité, obligent à la concentration. Nous serons surpris de constater qu'en regard de la place qui leur est due, notre voix, elle aussi, se place : bredouillements, bégaiements disparaissent souvent comme par miracle.

Un texte de poids donne poids au lecteur, le densifie, le fait gagner en présence.

LECTURE D'UN RÈGLEMENT

Une lettre administrative (type circulaire rappelant le règlement d'un établissement) est remise aux acteurs.

Les acteurs devront lire cette lettre de la façon la plus neutre possible.

Il n'y a jamais, remarquons-le, de lecture tout à fait neutre, en ce sens qu'il y a toujours volonté de communiquer. Cette volonté de communiquer recoupe une volonté de convaincre, donc se colore de sentiment.

---

1. P. BROOK, *L'espace vide*, Le Seuil, Paris, 1977.

PAUL, dont l'attitude est plutôt ferme, lit d'une voix saccadée. ALINE, qui a du mal à prendre son assise et balance d'un pied sur l'autre ânonne son texte d'une voix d'écolière. JEAN-MARIE est à peine audible ; quand il lève enfin le nez de son texte, son regard est celui d'un gosse en attente de sanction.

Conduire sa voix sans la perdre en route

J'ai hurlé, me disent souvent les acteurs après leur lecture, j'ai eu l'impression d'entendre mon adjudant.

La voix de l'adjudant, du chef garde-chiourme résonne encore à nos oreilles.

Ce sont souvent ces voix singées qui, dès qu'il s'agit de hausser le ton, prennent la place de la nôtre.

Établir une relation avec le public consiste d'abord, nous l'avons vu, à aller vers lui, à porter notre regard vers lui et à respirer avec lui. Une respiration mal placée a pour effet d'immobiliser le texte lu, de le rendre inerte. Son rythme vital étant cassé, le public l'écoute comme une lettre morte.

Une lecture, comme un regard, comme une respiration, doit suivre le chemin d'aller et retour entre le public et l'acteur.

SE PROJETER VERS LE PUBLIC

Pour aider cette projection, trois exercices sont proposés :

1. Sonoriser la voix au maximum

Lire comme si la salle était immense et que nous soyons en panne de micro.

Ceci exige :

- que nous prenions notre temps respiratoire avant d'entamer la lecture. La plupart du temps nous nous jetons sur le texte comme « chien sur l'os » avant de nous concentrer. Un texte mal lu est souvent un texte bradé. Une voix mal placée est souvent une voix qui n'a pas pris son temps de respiration intérieure. Observons les chanteurs professionnels en scène. Il y a toujours, avant l'attaque du morceau, un temps de recueillement à respecter ;

Oser s'exprimer

© Groupe Eyrolles

- que nous gardions, dans la lecture neutre, appui sur les muscles ventraux. Dans une lecture neutre, privés de la force du sentiment qui nous aide avec la respiration à retrouver d'emblée la place de notre voix, nous perdons nos repères et, au lieu de nous servir de nos muscles ventraux, nous fatiguons nos cordes vocales.

2. *Lancer les mots comme on lance une balle*

Gardant le texte d'une main, se servir de la main libre pour jeter les mots puis les phrases comme si l'on jetait une balle vers le public.

3. *Avoir en tête une métaphore*

Cette métaphore doit aider à visualiser la projection et à élargir notre champ respiratoire.

Exemples : images d'un pêcheur qui jette son filet vers la mer, d'une couleur qui se répand, d'un oiseau qui étend ses ailes, d'un grand-père qui ouvre ses bras, etc.

La lecture expressive

Le silence, ponctuation du texte

Avec l'exercice « texte et sentiments », le moment est venu de remplacer la rengaine qui nous berce : « je me tais donc je suis en faute », par une nouvelle : « je me tais pour mieux vous parler ».

TEXTE ET SENTIMENTS

- Choisir un sentiment.
- Se servir de chaque mot du texte comme point d'appui à la montée de la gamme de ce sentiment.
- Respecter, entre chaque mot, un silence qui permettra de regarder le public et de lui exprimer le sentiment.

AUGUSTIN **(47 ans, publiciste), en possession de son texte administratif, a choisi d'exprimer la tristesse. Il lit les mots à la suite. Pas de silence pour permettre au sentiment de s'exprimer, pas de réaction du public.**

Cette difficulté à accepter de faire vivre notre expression dans le silence confirme ce qui a été évoqué dès la présentation et dans tous les exercices d'improvisation silencieuse. Nous vivons le silence comme une mise à nu et une occasion pour le public de nous juger négativement.

Le silence, outil de la séduction et de la persuasion

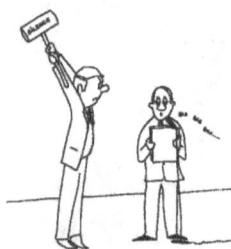

Le silence, outil de la persuasion

Pas d'avarice de gestes, d'attitudes, de mimiques chez le séducteur. Le langage corporel est premier, les mots prononcés n'en sont que le commentaire, ils soulignent ce qui a été exprimé.

Le silence est souvent l'arme du vendeur.

Pensons aux vendeurs séducteurs qui, au lieu de débiter leur argument, savent marquer en face de l'acheteur présumé des pauses qui sont autant d'accroches et de portes ouvertes à la négociation.

Il se caresse la joue, détourne les yeux.
– Impossible de jouer ça ! Je n'aime pas séduire.

Comme à chaque fois que sont en jeu des situations où les notions de féminin et de masculin se recouvrent, un malaise est ressenti. Là encore, nos clichés revenus au galop nous piègent, les catégories qui enferment nos états et nos sentiments s'imposent à nous d'emblée, avant toute réflexion.

Première tentation de l'acteur : cacher le malaise en se cachant derrière le texte. PAUL, bien que sa vue soit excellente, lit comme un myope et sans marquer de pause. Pour le forcer à utiliser les silences, je lui demande après chaque mot de susurrer une gentillesse hors texte à une des spectatrices.

Rires diffus. PAUL tirebouchonne le bout de sa cravate (il est le seul à ne pas l'avoir encore desserrée).

– Bon, on y va !

Il se lance, à nouveau, avec l'énergie du désespoir. Entre chaque mot, il regarde BÉATRICE d'un air énamouré et lui murmure : « mon chou ».

Le déclic opère, les mots du texte, administration, circulaire, conseil d'administration, énoncé, lettre, loi, semblent avoir été inventés pour exprimer l'amour. Quand PAUL sort de scène, de petites gouttes du sueur perlent sur son front.

À partir de ce travail, il osera désormais aborder son public en face.

Le silence qui fait parler les mots

Ce dernier exercice, qui peut être exécuté avec toutes sortes de sentiments, met en évidence à quel point le poids des mots est en relation directe avec le silence qui les suit ou les précède. Ce silence, lui-même langage d'un sentiment ou d'un état, est langage du corps.

Allant plus loin encore dans cet exercice du sentiment appliqué au texte afin de surmonter la crainte du silence et de mettre ce dernier au service d'une expression vivante, il va s'agir maintenant pour l'acteur de prononcer les mots du texte administratif comme s'ils étaient des mots d'amour.

BERNADETTE **(29 ans, chargée des relations publiques, dans une société d'informatique) et** YVAN **(35 ans, agent immobilier) sont en scène, texte à la main.**

Chaque mot de BERNADETTE **mis en exergue par le silence qui le ponctue, est utilisé pour montrer la gamme du sentiment amoureux et quand elle en arrive à articuler « conseil d'administration » au bord de la pâmoison, le public éclate de rire.**

De la lecture à l'improvisation

L'exercice des « trois hérauts », placé entre l'improvisation silencieuse et l'improvisation parlée, permet de vérifier que la première partie du travail a été bien intégrée et qu'étant capables de nous concentrer vite, nous sommes capables aussi de mobiliser notre corps rapidement pour exprimer tel ou tel sentiment dans une attitude d'ouverture au public.

L'exercice permet enfin de tester l'accord de la voix avec l'attitude.

Cet exercice qui sert d'échauffement à l'improvisation parlée doit se faire rapidement, à la course.

Trois acteurs entrent successivement en scène. Ils doivent, en une phrase, annoncer une nouvelle au public dans une tonalité croissante. Le fait de courir pour communiquer leur message doit les aider à se projeter vers le public. Là encore, il y a urgence. Avec l'urgence, plus le temps de se rétracter.

La nécessité de monter la voix et le rythme oblige l'acteur à être sensible au jeu de l'autre. C'est aussi un exercice d'écoute ; il remet en évidence une des difficultés déjà entrevues, à savoir qu'au moment de communiquer nous sommes tellement occupés de nous-même que nous en oublions l'autre.

Quand, après plusieurs essais, cet exercice est réussi, il est demandé à l'acteur d'annoncer la nouvelle dans un « certain état », c'est-à-dire avec un sentiment qu'il aura choisi. Le second acteur exprimera ce même sentiment d'une façon plus forte. Le troisième montera encore dans la gamme.

Chapitre 8

Rythmer
notre discours

Un discours vivant est un discours rythmé. Rien de plus éprouvant qu'une voix monocorde, un ton uniforme. Rien de plus démobilisant.

Toutes sortes de moyens peuvent être utilisés pour nous aider à rythmer notre discours.

Pour ma part, je propose à cet effet l'utilisation des quatre éléments en tant que métaphores et la mise en parallèle de nos rythmes avec ceux des animaux.

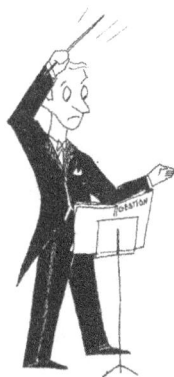

Les rythmes de notre parole seront donc, dans un premier temps, apparentés à ceux de la terre, de l'air, de l'eau et du feu. Dans un deuxième temps, identifiant certains de nos comportements à ceux des animaux et nous servant des caractères animaux pour une meilleure connaissance de nous-même, nous verrons comment notre parole se modifie en fonction de ces caractères et de ces rythmes.

Les rythmes des quatre éléments : terre, feu, air, eau

Les propriétés des éléments, leur caractère, leur rythme nous constituent. Nos tempéraments sont marqués par la dominante de tel ou tel de ces éléments.

Le philosophe GASTON BACHELARD, dans ses livres *La Terre et les rêveries de la volonté, La Psychanalyse du feu, L'Eau et les rêves, L'Air et les songes*, nous aide à prendre conscience du jeu de ces éléments, de leur interaction dans notre imaginaire, notre vie. Ainsi, mettre en scène les éléments va nous aider à appréhender les rythmes qui nous traversent et à mieux accorder nos gestes et notre discours.

➤ *Dans un premier temps*, il s'agit de ressentir les rythmes propres à chaque élément en nous identifiant à lui. C'est ainsi que nous nous éprouverons terre, puis air, puis eau, puis feu.

➤ *Dans un second temps*, il s'agit de donner à notre discours les accents différents et complémentaires de ces éléments.

L'identification à la terre

Nous identifier à la terre, trouver notre composante de « terrien », c'est trouver dans notre corps puis notre langage, les qualités qui s'apparentent à celles de la terre.

Une parole stable et solide

MARCHE TERRIENNE, VOIX TERRIENNE

Ne pensons pas à la terre aqueuse ou volcanique, mais à une terre stable, ferme sous nos pas, qui nous fasse ressentir équilibre et paix.

Imaginons une promenade tranquille dans un paysage de la Beauce ; un sentier bien tracé.

Les acteurs doivent :

• marcher dans l'espace de la scène en posant bien leurs pieds sur le sol. (Chacun tente de trouver le rythme le plus régulier possible, la respiration la plus régulière possible…) ;

• prendre contact avec les autres, les saluer avec des mots de qualité « terre », c'est-à-dire prononcés d'une façon calme et posée ;

• exprimer en marchant et frappant le sol jusqu'à sentir vibrer leurs paroles le long de leur colonne vertébrale et dans leur membres.

« *C'est drôle*, dit FRANÇOISE, *j'ai l'impression d'entendre ma voix pour la première fois* ».

Le sol est le gong, les pieds sont le marteau. À mesure que le sol est martelé, les mots prennent du poids, ils sont mieux articulés. La phrase est plus « droite », moins chantante.

Ainsi les chanteurs, au fur et à mesure de la montée de leur gamme, doivent penser à « descendre » dans le sol.

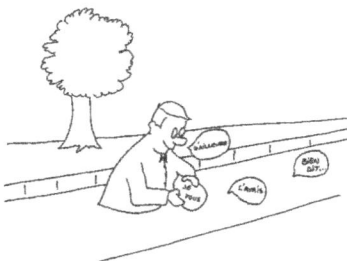

Poser sa voix est d'abord s'ancrer dans le sol

Une parole évidente

Les acteurs échangent leurs avis sur le temps, la conjoncture, etc. Ces avis de qualité « terre » doivent être donnés sans hésitation, livrés comme une évidence. La ponctuation qui convient à la terre est le point : je dis cela, j'affirme ceci : point. La terre implique une réalité devant laquelle il faut se soumettre.

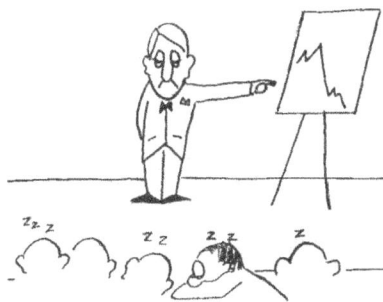

Quand il nous faut être sérieux, nous nous croyons obligé d'être ennuyeux

Le discours de la terre est incontournable, c'est celui de la loi, de l'ordre. C'est aussi celui de la sérénité de la sagesse. C'est la parole de la maturité, du contrôle. Pensant aux saisons, c'est le temps de l'été. L' âge adulte.

Chaque fois que nous avons à donner une information d'une façon nette et calme, à lire un texte dans un registre économe, il faut penser à l'élément terre.

Chapitre 9

Aérer
notre discours

Notre discours est dense, sérieux, il est long. Sachons détendre notre auditoire, lui donner de l'air et nous en donner.

Le rôle de l'air dans le discours est primordial chaque fois qu'après un fort moment de tension la situation a besoin d'être allégée, qu'il nous est nécessaire de faire respirer le public. Ce peut être le moment de l'anecdote, de l'histoire personnelle qui détend, ce sont aussi tous les moments où

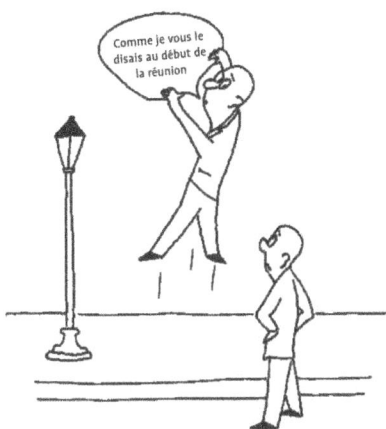

Rendre sa parole aérienne

nous donnons de l'amplitude à notre parole par une respiration large, ceux aussi où nous laissons notre parole en suspens pour tenir l'auditoire en haleine.

C'est avec l'air que la nécessité d'harmoniser la respiration de l'intervenant avec celle de son auditoire se fait encore plus évidente.

Ne pas pouvoir « sentir » quelqu'un, c'est ne le vouloir ni dans son champ respiratoire ni dans son champ d'action.

La respiration a pouvoir sur la situation

À mesure que nous retenons notre souffle, nous rétrécissons l'espace autour de nous, notre relation à ce que contient cet espace se fait plus étroite, l'action se dramatise, la situation se tend.

Notre respiration a pouvoir sur l'espace et sur ce qui advient dans cet espace.

PRISE DE POSSESSION DE L'ESPACE PAR LA RESPIRATION

Debout, le regard droit, les pieds bien ancrés dans le sol. Inspirer profondément, ressentir qu'avec l'inspiration l'espace se rapproche, qu'il y a prise de possession de cet espace et des objets qui l'occupent. Si cet espace est trop près : sensation d'enfermement, s'il s'éloigne : libération. Éprouver la sensation de blocage provoquée par une inspiration arrivée en bout de course et qui ne se libère pas.

Expirer lentement, sentir que sur l'expiration l'espace s'éloigne, qu'en s'éloignant il nous libère et autorise notre expansion.

Au fur et à mesure que nous « lâchons » notre souffle, nous dessinons autour de nous un espace plus large, nous avons davantage de champ pour agir.

Au cours de nos interventions, nous avons éprouvé ces moments où notre public, tenu en haleine, c'est-à-dire en apnée, est comme à portée de main, où nous le « tenons » étroitement. Tandis qu'au moment de l'expiration, au contraire, nous lui redonnons plus d'espace.

Il faut imaginer notre souffle comme une main qui serre et qui desserre, qui prend et lâche, qui modèle notre respiration, tient l'espace ou le libère, enferme notre public ou le rend à lui-même.

Un corps aérien : s'identifier à l'air

S'identifier à l'air, c'est le saisir dans ses tourbillons, sa légèreté, dans la force de sa poussée, tantôt triste, tantôt tempête.

L'air est une matière.

De grands cartons sont donnés aux acteurs. Ces cartons tenus comme des boucliers, les acteurs avancent et reculent rapidement pour sentir le flux et le reflux de l'air.

Puis les cartons figurent d'immenses lames de couteaux qui coupent des tranches d'air.

Les cartons enlevés, même chose avec les mains. L'air est poussé, déplacé avec les mains. On suit son tournoiement.

Avec le jeu entre air et espace, nous devons éprouver les deux faces de la situation, être alternativement ce qui est bougé et ce qui fait bouger.

Il s'agit de ressentir ces moments où l'espace qui nous entoure, la situation dans laquelle nous sommes acteurs, nous gouverne et quand, au contraire, c'est nous qui la maîtrisons. Les mécanismes d'échange entre nous et notre milieu ambiant s'éprouvent au jeu de la respiration.

Après avoir pris conscience de la qualité de l'air, de sa résistance dans l'espace, il faut en sentir la légèreté et la force dans notre corps. Chercher les moments où la démarche devient aérienne, suspendue. Les moments où les gestes et les attitudes, par leurs courbes et leurs amplitudes, s'apparentent à cet élément. S'il s'agit de brise, retrouver en soi les moments où le cœur s'allège, où la situation se détend. S'il s'agit de tempête, trouver l'énergie et la dynamique qui convient. Il faut sentir la respiration habiter notre corps comme le vent habite la maison, la laisser s'amplifier, nous laisser mouvoir par elle pour pouvoir, par la suite, mieux la maîtriser.

Les acteurs imaginent en face d'eux une plume déplacée par une légère brise, puis par un vent plus fort, enfin par un ouragan.

Se concentrant sur l'aventure de la plume figurée, le corps des acteurs s'allège, leurs bras se décollent du corps.

PAUL, **quant à lui, est prêt à danser.** AGNÈS, **arrêtée dans son exercice, le regarde au bord du fou rire.**

– Je te vois entrant ainsi au comité de direction, ça nous changerait Sisyphe !

PAUL, **surnommé Sisyphe dans son entreprise, est accusé de traîner le monde derrière ses pas. Cette fois c'est lui qui est tiré, emporté par son mouvement.**

Une parole aérienne

De même que le corps aérien est en suspension, la parole aérienne est, elle aussi, « suspendue », elle ne s'ancre pas, elle hésite ou elle passe, balaye comme un souffle autour d'elle, ne s'attarde pas.

Cet état de légèreté revêt deux aspects :

➤ à l'extrémité de la légèreté, la parole atteint l'inconsistance. Nous ne sommes plus alors derrière notre discours. Nos paroles circulent comme hors de nous. Nous sommes « bougés » de l'extérieur sans que cet extérieur nous pénètre. C'est le cas de la parole mondaine, de la parole tête en l'air. Le sentiment en est pour ainsi dire absent ;

➤ la légèreté n'entame pas la profondeur du sentiment, elle l'allège de gaieté et d'aisance.

Sommes-nous légers au point de paraître évaporés ?

LA SOIRÉE MONDAINE

Les invités mis en situation de paraître, donc d'objets sociaux, sont pareils à la feuille bougée par le vent. Mus par la situation, ils « flottent » sur la vague des bons usages. Leur corps va, léger, où on l'appelle, il ne résiste pas à la sollicitation.

CLAIRE, FRANÇOISE, PAULA, JACQUES et ÉMERIC figurent les invités de la soirée. Les corps se déplacent comme orchestrés par un ballet, les clichés galopent :
– Ah bonjour mon cher, ravie de vous voir !
– Vous êtes merveilleuse, adorable !
– Vous, toujours aussi jeune !
– On dit ça, on dit ça…
– Comment vont vos enfants ?

Les voix des femmes montent vers l'aigu, celles des hommes sont plus nasales. Le souffle ne part plus du centre, de ce qu'on appelle en jargon d'acteur « les tripes », la respiration s'effectue dans le haut des poumons. C'est le contraire d'une parole dense, pleine. Le regard effleure, ne se pose pas.

La soirée mondaine est par définition l'exercice de l'anti-écoute, de l'anti-regard.

Histoire vraie !!!

Dans une soirée mondaine, une femme très élégante, rieuse, munie d'un fume-cigarette, s'approche d'un homme d'un certain âge et lui dit :

– « Alors mon cher, et votre femme ?

– Mais, répond le monsieur, mais ma femme… elle est morte, vous savez bien…

– Allons allons, vous en êtes sûr ? répond la fumeuse qui virevolte, le sourire au coin de l'œil ».

Il est bon de jouer les mondaines pour réaliser à quel point nos « machines à débiter du rien » sont bien huilées.

L'exercice de la soirée mondaine est celui où se constate le moins de pannes dans l'improvisation. Codes de langage et attitudes stéréotypées s'en donnent à cœur joie, le mimétisme social joue sa carte. Intéressant peut-être, à cette occasion, de mettre en parallèle parole de vent et langue de bois.

Prenons-nous l'air des autres ? Nous accordons-nous le nôtre ?

Je pompe l'air, tu pompes l'air... Et moi et moi ?

LE DÉFILÉ DE MODE

L'exercice permet d'exalter le corps du paraître (puisqu'il faut nous montrer, montrons-nous jusqu'au bout), en nous mettant en situation d'exhibitionnisme.

> Je demande à Claire (qui pendant la soirée mondaine s'est mise en avant des autres avec un bagout et une verve étonnants), puis à Annie (restée très effacée pendant l'exercice) de jouer les mannequins et de présenter trois pièces de leur habillement en donnant à leur corps et à leurs paroles une qualité aérienne.
>
> L'exercice terminé, Claire réalise qu'elle a débordé son espace, s'y est étalée.
>
> – On m'a souvent dit que je pompais l'air.
>
> Annie, quant à elle, n'a joué que dans un très petit périmètre.

Notre espace de parole est souvent en relation avec notre espace de mouvement.

> Au tour des hommes d'improviser.
>
> Jean tire-bouchonne sa cravate, Jacques bat des paupières.
>
> – Bon, puisque vous voulez que je fasse la folle...
>
> Singer « la folle », c'est la fuite la plus facile, la réaction la plus fréquente et la plus saine pour exorciser la crainte du groupe masculin. La crainte dépassée, l'exercice exécuté plus sobrement (le costume masculin est présenté sans effets exagérés), une grande liberté d'expression est gagnée.

L'exercice de présentation du vêtement met l'accent sur la difficulté à accepter son corps. Il révèle que, quelle que soit notre aisance, notre corps, sous le regard de l'autre, est toujours ressenti comme maladroit.

Exposer son vêtement, le vendre, c'est en effet accepter de valoriser jusqu'au bout le corps qui porte ce vêtement.

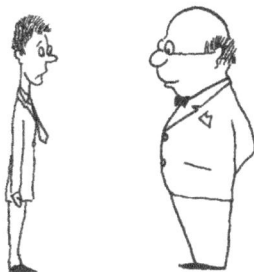

Prenons-nous l'air des autres ?

Ne nous noyons pas dans nos paroles !

« *Un discours qui se passerait de la qualité du silence ne serait que verbiage.* »

J. Lecoq

Nous identifier à l'eau, c'est identifier nos rythmes et nos états à ceux de l'élément liquide :

Flux et reflux de la mer. Mer étale.

Courant de la rivière. Majesté du fleuve.

Murmure de la source. Force du torrent.

Débit monotone du robinet qui coule.

Et ne surtout pas oublier : le grand calme de l'eau immobile, amie de notre silence.

Le débit verbal : un refuge !

Il nous est tous arrivé d'avoir besoin du spectacle de l'eau pour retrouver nos esprits, nous mettre en contemplation, calmer nos colères, notre feu.

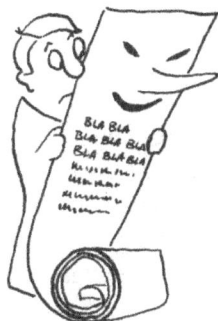

Quand la parole coule de source...

« L'eau est la maîtresse du langage fluide, du langage sans heurts, du langage qui assouplit le rythme, langage continu, continué...[1] »

Se jeter à l'eau, c'est faire confiance à notre capacité de « nous en sortir », d'affronter la situation au-delà de ce que décide notre mental. Le corps a une mémoire, il suffit de libérer nos gestes parfois pour que les mots nous soient « donnés ». L'inspiration est en grande partie affaire de corps et non de mental.

N.B. : Les exercices de fluidité verbale seront cités au moment d'aborder la maîtrise de la panne en cours d'intervention (chapitre 14).

Un discours « robinet d'eau tiède »

Dès que la parole reprend ses droits, elle mange l'espace du silence

Combien d'orateurs nous parlent de ce qui les intéresse avec un regard morne et un ton plat. Il nous est arrivé à tous d'attendre la venue de tels personnages pour récupérer nos manques de sommeil. Leur discours sans relief ni accent est comme une eau trop peu froide pour réveiller, trop peu chaude pour brûler. Le public, attiédi lui aussi, n'a plus qu'à dormir en effet.

Nous nous réfugions derrière notre débit verbal comme derrière un masque et, au milieu de ce débit, les mots importants de notre discours se noient.

Il s'agit, pour affronter le flot et l'endiguer, de connaître notre eau, nos eaux.

Un discours monotone isole de l'auditoire

Un orateur au discours sans relief est pareil à un acteur qui a tiré le rideau entre le public et lui.

---

1. G. BACHELARD, *L'Eau et les rêves*, Éditions José Corti, Paris, 1985.

Avec l'exercice suivant, l'acteur, pour éviter de « débiter », s'exercera à débiter. Il éprouvera ainsi à quel point un discours qui ne ménage aucune place au silence le coupe de son auditoire.

LE PARLER POUR SOI

Il s'agit, poussant l'effet du débit verbal qui s'écoule sans tenir compte de l'interlocuteur, de décliner le plus rapidement possible la liste de ses petits malheurs. C'est le moment d'arborer « le faux regard » (les yeux effleurent le public, le fuient), d'arriver par le biais d'une grande décontraction du visage, et en particulier de la bouche, à laisser s'écouler les paroles comme malgré soi.

Cet exercice qui rend l'acteur sujet volontaire de la maladie de la parole narcissique et gratuite, agit comme un vaccin contre cette maladie. À refaire souvent chez soi, à dose homéopathique, pour se guérir du débit monotone.

ANNIE assise, les bras pendant de chaque côté du corps, se lance dans son improvisation.

« Alors hier je suis allée chez le docteur, et vous savez combien il m'a pris, le docteur ? Si au moins ces docteurs qui sont chers vous étaient remboursés, mais maintenant on ne va plus être remboursé, vous savez l'état de la Sécurité sociale, mais la Sécurité sociale qu'est-ce que c'est... »

Je lui demande d'accélérer son rythme verbal. Arrive le moment, où avec cette accélération, sa bouche, son visage puis son corps entier se décontractent, le mental lâche prise, plus besoin de chercher les mots, ils sont comme entraînés les uns à la suite des autres.

L'eau et l'image : notre frère Narcisse

Impossible d'évoquer l'eau sans penser à Narcisse.

« Le monde est un immense Narcisse en train de se penser », dit J. GASQUET, et G. BACHELARD lui fait écho : « Un narcissisme cosmique continue tout naturellement le narcissisme égoïste. Je suis beau parce que la nature est *belle, la nature est belle parce que je suis beau, tel est le dialogue sans fin de l'imagination créatrice et de ses modèles naturels. Eaux des fontaines et des lacs, qui reflètent notre image... »*[1].

Nous identifier à l'eau, c'est réfléchir sur ce qu'est notre image au sein du monde qui nous entoure, comment elle s'y reflète, comment elle se modifie. C'est prendre la mesure du Narcisse qui nous habite en le mesurant à la vision des autres. C'est accepter les images qui nous sont renvoyées par le public.

Une métaphore pour notre image

SI VOUS ÉTIEZ UNE FORME, QUELLE FORME SERIEZ-VOUS ?

Les acteurs se divisent en groupes. Chaque groupe devra mimer une forme de la nature, supposée évoquer un acteur désigné. La forme choisie est, bien sûr, celle qui a été « votée » par le groupe. Cela doit se faire très vite pour garder à l'exercice une qualité de spontanéité. (Un temps de préparation de deux à trois minutes étant tout de même nécessaire.)

ÉMERIC **(47 ans, directeur commercial d'une firme de matériel audio-visuel) a été choisi. Il sort le temps de la préparation. Il rentre. Pour le représenter :**
- **le premier groupe mime une montagne ;**
- **le second groupe, une cathédrale ;**
- **le troisième groupe, un pont ;**
- **le quatrième, un tas de caillou.**

Commentaires d'ÉMERIC **:**

– « Je ne me voyais pas si haut, si dur, si tassé.

– Costaud, tu veux dire, enchaîne CLAIRE**.**

– Résistant, dit ALINE**.**

– Fiable, observe JEAN-FRANÇOIS**.**

– Dense ! Tu as vu l'épaisseur des murs de notre cathédrale ? dit GEORGES **».**

---

1. G. BACHELARD, *L'Eau et les rêves*, op. cit.

L'image de l'autre peut être évoquée par un son. Nous avons tous une musique qui nous est propre.

Celle de CLAIRE choisie pour être mise en scène est à peu près rendue comme suit :

• premier groupe : martèlement du plancher évoquant le galop du cheval ;

• deuxième groupe : chanson « Nous n'irons plus au bois » chantée de façon enlevée, haletante ;

• troisième groupe : grattement nerveux des mains sur une plaque de métal ;

• quatrième groupe : pépiements d'oiseaux aigus et répétitifs.

Deux remarques s'imposent au sujet des deux exercices ci-dessus :

Les premiers commentaires de l'acteur, spectateur de l'image qui lui est renvoyée par le groupe, sont presque toujours négatifs.

Parmi les images proposées se dégagent toujours des constantes.

Exemple :

➤ Solidité, densité, résistance ont été rendues par les évocations des quatre groupes qui ont mis en scène ÉMERIC.

➤ Rapidité, temps de pause sont rarement observés.

Quelle image attendons-nous que le public nous prête ?

Le public est une eau sur laquelle l'acteur se penche.

Narcisse demande à son miroir le juste reflet de son visage, comme nous le demandons à notre public. Or, que la lumière change et notre image est modifiée, que l'angle de vue change et le portrait se déforme. Pouvons-nous nous saisir à la fois de face et de profil ?

La richesse du personnage de Narcisse vient du fait qu'il n'est pas seulement fasciné par ce qu'il voit (sait) de lui-même, mais par ce qu'il ne voit pas, par cette part de lui-même qui lui échappe et ne peut être circonscrite par l'œil.

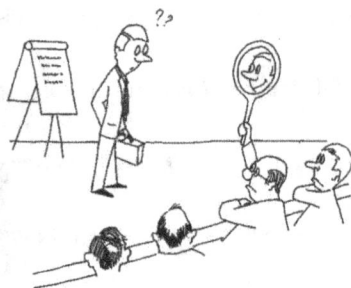

Quelle image attendons-nous que le public nous prête ?

Comment faire se recouvrir l'image que nous avons de nous-même et celle que le public nous renvoie, sinon par des confrontations fréquentes entre ce public, et nous-même ?

Notre image se dessine dans une zone indicible qui se situe entre notre miroir et la vision que les autres détiennent de nous.

Nous exposer face à un public, c'est s'approcher au plus près de cet inconnaissable, se mettre en mouvement à cause de ce que l'on ne sait pas de soi.

Le travail d'identification à l'eau met en évidence :

➤ le rapport direct qui existe entre décontraction et liberté de parole ;

➤ les méfaits d'un contrôle mental qui agirait comme un verrou de l'expression ;

➤ l'importance du silence comme accent du discours. Le silence pimente nos paroles, leur donne du goût. Sans silences, notre discours est insipide.

Il rappelle que le public joue le rôle de correcteur de l'image que nous avons de nous-mêmes.

Chapitre 11

Ne nous laissons pas emporter !

Le feu symbolise la conviction, la passion, la destruction.

Tantôt armé d'un seau d'eau, tantôt d'un tison, chaque intervention en public exige que nous soyons bon ouvrier du feu.

Que nous nous plaignions de ne pas savoir modérer nos colères, nos enthousiasmes et nos passions, ou que nous nous désolions de les avoir depuis longtemps enfouis au fond de nous, le feu met en prise directe avec l'expression et la maîtrise des sentiments.

Sur les traces d'Icare

Penser au feu c'est penser à la passion qui emporte, à la haine qui détruit, à l'enthousiasme qui délire, au charisme qui subjugue.

Avec le feu on est dans l'excès. Chaque fois qu'on est éclairé, on risque d'être brûlé. Pas de feu innocent.

En étant feu, nous sommes Icare, tenté d'approcher le soleil, de le rejoindre au risque de se brûler les ailes.

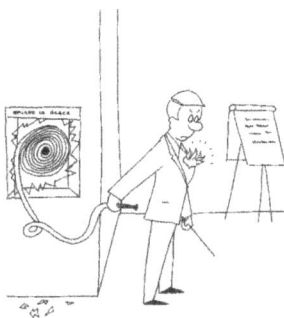

Assez de feu pour convaincre.
Pas trop pour ne pas brûler

« Le feu est l'ultra-vivant. Il est intime et universel. Il nous éclaire et il nous brûle, il nous rassure et il nous effraie. Il est à la cuisine et à l'enfer, il est au ciel et à la chambre. C'est la domestication de ce dieu qui a fait de nous des dieux. Pourquoi s'étonner alors que nos feux nous donnent du fil à retordre ![1] »

Comme pour les autres éléments, il s'agit de prendre conscience de tous les degrés du feu, de toutes les formes qu'il peut revêtir. D'imaginer le feu qui couve jusqu'au feu de l'incendie, d'éprouver la gamme de sentiments et d'états que nous fait traverser cet élément.

SENTIR VIBRER LE FEU EN NOUS

Les acteurs se disposent en cercle. Au milieu du cercle est supposé brûler un feu. Il s'agit de :

1. visualiser le feu ;

2. s'identifier par la respiration à ce feu qui couve ;

3. ressentir par une grande disponibilité du corps, l'écho en soi du feu qui prend ;

4. exprimer par son rythme la jubilation du feu qui a pris.

L'ENTHOUSIASME DU FEU

Exprimer son enthousiasme à un partenaire à propos d'un spectacle ou d'un événement quelconque en faisant jouer au maximum l'expression corporelle et en ne disant que les mots essentiels. Regards adressés à l'interlocuteur, respiration du sentiment et paroles doivent intervenir dans l'ordre.

1. G. BACHELARD, *La Psychanalyse du feu*, Gallimard, Paris, 1969.

De la maîtrise du feu à la maîtrise des quatre éléments

Lorsque nous avons du mal a exprimer un sentiment, il est bon de nous exercer à jouer le sentiment contraire. Dès que nous esquissons un sentiment, poussons ce sentiment jusqu'à l'excès pour pouvoir en éprouver les qualités.

Développer la conscience de son corps

Chaque fois que dans une intervention ou un discours, nous nous laissons déborder par nos sentiments, c'est que, faute de regard, de respiration, d'assise dans notre sol, notre parole privée d'ancrage corporel tourne à vide.

Que nos sentiments nous submergent et nous sommes aveuglés. La passion nous fait naviguer dans une zone sans repère. Un amour, une haine qui « n'ont pas de bornes » font de nous des voyageurs sans route, ni même de sol où poser les pas.

Faites-en l'expérience au moment de vos colères, prenez conscience qu'au moment où elles se déchaînent, vous êtes dans un espace sans repère, ne regardant rien ni personne (ou alors fixant l'adversaire d'une telle façon que le regard immobilisé s'annule) et ayant perdu conscience de votre équilibre corporel.

« Je ne veux rien savoir », prononcé sur un mode agressif, signifie souvent : « Je ne veux, ni ne peux rien voir. »

Prendre conscience de notre corps signifie donc :

➤ ouvrir les yeux ;

➤ contrôler progressivement ce rythme respiratoire et notamment le temps d'apnée, celui où paroles et souffle sont contenus ;

➤ nous assurer de nos points d'appui.

Consigne : appliquer dès que possible ce contrôle à chacune de nos interventions en public.

Pour maîtriser un élément, il faut l'équilibrer avec un autre élément en nous

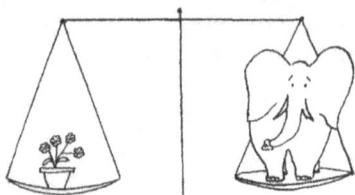

Pour maîtriser un élément,
il faut l'équilibrer avec un autre

Autrement dit, il s'agit de compenser notre élément dominant par un élément secondaire.

Nous devons par conséquent :

➤ reconnaître notre élément dominant par improvisations successives avec les divers éléments ;

➤ nous identifier successivement à deux éléments différents ;

➤ alterner le jeu des éléments en nous.

Identification à deux éléments successifs

■ Une terre brûlante

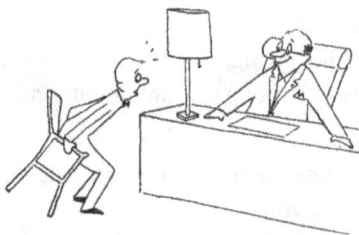

Prendre son assise

Si vous êtes « feu », prenez-vous le temps de vérifier votre assise ?

S'asseoir = avoir de l'assise = avoir une bonne assiette.

Prenons-nous garde à la façon dont nous nous asseyons face à un interlocuteur ? À la façon dont nous prenons contact avec le matériel dont nous disposons pour nos interventions ?

Le premier acte d'une intervention assise est la respiration de nos muscles fessiers.

Plus nous sommes inquiets, c'est-à-dire fébriles (en état de feu) plus nous devons revenir à la terre, prendre de la largeur sur nos bases.

Et si nous sommes terriens, comment réchauffer notre terre ?

En respectant les trois stades énoncés plus haut pour monter la gamme (accroche du regard, contrôle de la respiration, introduction progressive de la parole), Paul et Françoise tentent de faire vivre le feu et la terre.

Le jeu est plus facile pour Paul. Il est plus facile de s'emballer en tant que feu plutôt qu'en terre. Françoise, qui a bien démarré, « piétine ». Sa terre stable est devenue monotone, son jeu ne monte pas en intensité et entraîne le désintérêt du public. Françoise « cale », regarde le public d'un air navré et demande comment monter une gamme en terre ?

Ce qui revient à dire :

Comment mettre du piquant dans la monotonie, du rythme dans la stabilité ?

■ *Une terre joviale*

Dès que nous sommes en élément terre, que dans une réunion, une intervention professionnelle, nous parlons de façon posée et précise, nous avons tendance à convertir notre sérieux en sévérité, voire en froideur.

La plupart du temps, quand il nous faut être sérieux, nous nous croyons obligé d'être ennuyeux. Donc, d'ennuyer le public.

Réchauffer la terre, la rendre plus joviale, plus rassurante qu'elle n'est, plus ferme encore, c'est augmenter nos qualités d'ouverture.

QUAND LE FEU AFFRONTE LA TERRE

Deux acteurs, l'un choisissant d'incarner le feu et l'autre la terre, assis sur les gradins d'un stade, assistent en voisins à un match. Ils vont faire connaissance et échanger leurs réactions sur la partie et les joueurs. En gardant par leur attitude, leurs gestes et le rythme de leur discours la qualité de l'élément qui les caractérise, ils devront monter la gamme de l'état (sentiment) que leur fait éprouver la situation.

Pierre (le feu) et Françoise (la terre) entrent successivement en scène. Pierre est impatient, il regarde à droite, à gauche, se lève, se rassoit, noue et dénoue ses mains, tripote le bord de sa chaise... Françoise,

> au contraire, après avoir jeté un regard calme autour d'elle, s'assoit confortablement au fond de son siège. Ce dernier fait à noter, c'est le signe qui annonce une suite favorable à l'intervention.

■ Une terre froide

À ceux qui ont du mal à sentir la différence entre terre chaleureuse et terre froide, il est conseillé de jouer jusqu'au bout la froideur, en adoptant le personnage d'un médecin indifférent face à un malade angoissé (le feu).

La plupart des interventions entre terre et feu confirment ce qui est entrevu dans beaucoup d'interventions professionnelles.

Le feu a tendance à s'emballer trop vite (le débit des paroles s'accélère trop tôt et prématurément) par le non-respect des silences et une mauvaise utilisation du temps d'expiration.

La terre a des difficultés à s'animer.

Le secret est d'accepter en nous la présence des deux éléments et d'en jouer alternativement.

L'alternance de la terre et du feu est primordiale dans nos interventions. Si nous ne pouvons contrôler les autres, c'est d'abord à ces deux-là qu'il faudra penser.

Intégration de deux éléments dans l'expression d'un sentiment

Mettre en jeu deux éléments ensemble revient à penser au pousser et au tirer, ces deux forces à la base de tous nos mouvements. « Balancer une colère, une engueulade », c'est ne s'occuper que d'un seul temps, celui du pousser : on pousse, on jette vers. Faut-il tout jeter et d'un seul coup ? Et comment ? Et quand ?

Tantôt nos paroles doivent être données (poussées vers) tantôt elles doivent être retenues (ramenées vers nous). Le moment de la retenue est évidemment celui du silence (en accord avec la respiration) et ce silence doit être éloquent pour le public.

Flux et reflux de l'eau, flux et reflux de la colère.

© Groupe Eyrolles

Les acteurs se disposent en deux lignes face à face. Une ligne acteur, une ligne spectateur.

Les acteurs, supposés avoir un compte à régler avec leur vis-à-vis, mettent un pied en avant et se tiennent jambes légèrement pliées pour pouvoir se balancer d'avant en arrière, tandis qu'ils montent la gamme de la colère et du ressentiment.

ALBERT **face à** ALINE

– Tu n'es pas venue hier (phrase prononcée en appui sur le pied avant [flux], suivie d'un silence où le corps prend appui sur le pied arrière [reflux]). Je t'ai attendue, pourtant... (de nouveau vers l'avant), silence (de nouveau vers l'arrière), etc.

Dans ce discours entre parole et silence, il y a alternance entre sentiment et ressentiment. (Je te dis quelque chose, sous-entendu je voudrais t'en dire plus). Au fur et à mesure que le ressentiment va s'amplifier, le rythme de la mer va s'enfler. Vient le moment où, avec la colère alternativement déclarée et contenue, le feu se mélange à l'eau. Vient le moment de la tempête dans la mer.

Est-il un thème plus banal que celui de la colère de l'océan ? Une mer calme est prise d'un soudain courroux, elle gronde, elle rugit, elle reçoit toutes les métaphores de la furie, tous les symboles animaux de la fureur et de la rage. Elle agite sa « crinière de lion », son écume semblable « à la salive d'un Léviathan », « l'eau est pleine de griffes ». VICTOR HUGO a ainsi décrit dans *Les Travailleurs de la mer*, une étonnante psychologie de la tempête. Dans nos tempêtes de paroles, tentons de nous en souvenir.

Le discours professionnel et l'alternance des rythmes

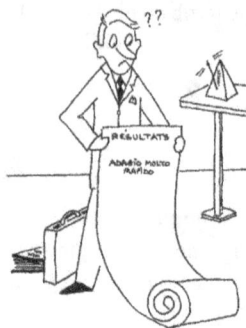

Le discours professionnel et l'alternance des rythmes

Nos difficultés à enchaîner des idées ne sont pas toujours dues à un vide dans notre tête mais à un « trop-plein ». Étant trop occupés de ce que nous avons à dire, nous nous coupons du public et échappons au moment présent.

Manque de présence d'esprit signifie alors manque de présence de corps.

Outre la difficulté de contrôler le passage d'un élément à un autre, celle d'évoluer dans l'espace en accord avec les éléments n'est pas moindre.

Nous balançons entre :

LE RYTHME ET L'AISANCE

Le moment est venu d'introduire les quatre éléments dans une situation professionnelle simulée.

Il s'agit :

1. de rédiger un texte à contenu professionnel faisant l'objet d'un exposé ;

2. de repérer dans ce texte les passages qui seront dits en qualité terre, ceux qui seront dits en qualité feu, puis air, enfin eau (l'eau traitée sera celle dite « robinet d'eau tiède ») ;

3. d'en faire l'exposé face au public et en respectant trois consignes :

- évoluer avec aisance. Ne pas rester immobile sur sa chaise, les yeux fixés sur son papier ;
- moduler le passage d'un élément à un autre. Graduer l'intensité des éléments conformément à l'étude de la gamme ;
- donner de la valeur aux silences, les accordant à l'élément qu'ils ponctuent (exemple : un silence d'air est plus léger qu'un silence de terre, moins dense qu'un silence de feu).

Notre famille
animale d'élection

Animal, mon frère !

De même que les éléments et rythmes de la nature nous habitent, les rythmes et comportements des animaux s'apparentent aux nôtres. Reconnaître l'animal en soi est la première démarche de qui, voulant dépasser sa nature animale, la considère avec tendresse et humour.

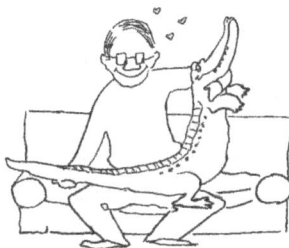

Animal, mon frère !

L'identification aux animaux à la suite de l'identification aux éléments va nous aider d'une part, à affiner la perception des rythmes qui nous traversent, d'autre part, à recevoir du groupe des images de nous-mêmes qui parfois nous étonneront. En effet, s'il nous est facile de reconnaître l'ours ou l'oiseau chez le voisin, nous sommes-nous demandés quelle espèce est la nôtre et comment se comporte cette espèce dans son milieu de vie ?

De quelle espèce sommes-nous ?

S'IDENTIFIER AUX ANIMAUX

Prendre tout l'espace scénique, trouver les démarches et les rythmes des animaux : trot et galop du cheval, dandinement de l'ours, déambulation du fauve, saut du chat, trottinement du chien...

Chercher la mobilité de l'oiseau, la souplesse du fauve, la massivité de l'ours ou de l'éléphant, l'agilité du singe.

La jubilation du P.D.G. en passe de devenir aigle.

Au moment où les acteurs débordent l'espace scénique et utilisent la totalité du décor pour prendre leur envergure animale, il n'est pas rare de retrouver les volatiles perchés sur les tables, les insectes collés aux cloisons, les singes accrochés aux portes ou au rebord des fenêtres.

Mutation remarquable que celle de JEAN-NOËL qui, niché à l'angle d'une poutre au plafond de l'auditorium, signifia par un pépiement qu'il ne pouvait redescendre.

À partir de son stade oiseau, ce P.D.G. d'une société informatique dont la réputation d'homme froid et distant était solidement établie, s'envola au sens littéral du terme. Au cours de la dernière partie du séminaire, il perdit son allure guindée, se montra drôle et imaginatif. Ayant eu de ses nouvelles quelques mois plus tard, j'appris que les conduites de réunion ne lui pesaient plus comme avant, que son fameux regard d'acier s'était réchauffé et que, tel l'oiseau qui change de perchoir sans en être troublé, il quittait plus souvent son bureau directorial pour rencontrer les habitants des derniers étages de la volière.

LA PROMENADE AU ZOO

Un groupe de cinq ou six acteurs déambulent sur la scène figurant le jardin du zoo et décident de s'arrêter devant la cage ou la clôture de tel ou tel animal. Par une grande attention portée à cet animal, le mimétisme s'amorce, les mouvements de l'observateur s'identifient à ceux de l'animal observé.

Pour que le travail soit correct et intériorisé, il faut, comme dans la plupart des exercices déjà vus, une très grande concentration de façon à mettre successivement en jeu :

- le regard ;
- la respiration ;
- la pulsion intérieure ;
- le rythme du mouvement.

JEAN-PAUL, FRANÇOIS, CLAIRE et ALINE, en scène, contemplent une cage emplie d'oiseaux. Peu à peu, une sorte d'agitation les gagne. CLAIRE mime le fait de jeter des graines aux oiseaux de plus en plus vite, le mouvement de son bras, de tout son corps est bientôt en rythme avec une envolée, sa tête se projette en avant, puis se rétracte. FRANÇOIS, de son côté, qui se hisse et se dandine pour observer le volatile, parvient bientôt à sautiller comme lui. ALINE, à force de faire signe à l'oiseau, de soulever les bras, s'invente des ailes.

Suivent les cris...

Comme le langage humain, le langage animal ne résonne juste que s'il est porté par une respiration juste. FRANÇOIS, qui n'a pas trouvé la respiration correspondant à la dynamique du mouvement de l'animal, crie beaucoup trop tôt. Le cri est singé. Au contraire, chez ALINE, étant né sur le souffle, il est en accord parfait avec la gestuelle déclenchée par le mimétisme.

Après s'être identifié aux oiseaux, on s'identifiera successivement :

➤ aux ours ;

➤ aux singes ;

➤ aux grands fauves ;

➤ aux reptiles.

Une famille animale ?

De même que la prédominance de tel ou tel élément en nous s'est faite évidente, de même avons-nous une plus grande facilité à nous identifier à tel ou tel animal.

Bien que, selon la situation, l'humeur ou les circonstances, nous soyons tel animal plutôt que tel autre, nous avons souvent une famille animale d'élection.

L'animal révélateur de notre relation à l'autre

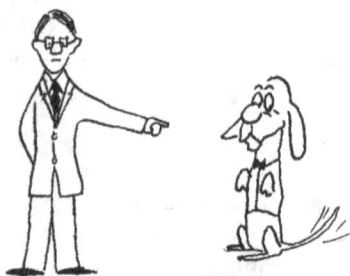

Les expressions employées quotidiennement sont révélatrices. Qui n'a pas dans sa famille humaine, parmi ses amis, ses connaissances, un rusé renard, un chat caressant, un ours peu sociable, une tête d'oiseau, un mouton de Panurge, un jeune loup affamé d'ambition ?

L'animal, c'est l'autre

Et nous ?

Pensant à notre vie professionnelle ou privée, essayons de repérer les moments où nous rugissons tel le fauve, où nous agaçons nos proches en moustique, où nous paradons en chien savant...

L'animal en situation humaine

Jouer l'animal en situation humaine consiste à mettre en scène une personne chez qui les traits de tel ou tel animal paraissent évidents.

On devra tenir compte :

1. des caractéristiques physiques de l'animal ;

2. de son caractère « moral » appuyé, d'une part, sur la réalité (exemple : liberté du chat, fidélité du chien), d'autre part, sur l'interpréta-

Oser s'exprimer

© Groupe Eyrolles

tion de cette réalité. Exemple : caractère casanier, voire misanthrope de l'ours ;

3. de l'héritage de la légende (établie évidemment à partir d'un fond de vérité). Exemple : besoin délirant de caresses chez l'ours, de reconnaissance, égoïsme du chat, servilité du chien...

L'improvisation se fait tantôt :

➤ à partir d'animaux imposés ;

➤ à partir d'animaux choisis librement.

FOUS COMME DE JEUNES CHIENS

Prendre tout l'espace, courir, trouver dans la course, par la respiration et la dynamique corporelle, le halètement et les impulsions de chiots joueurs et tout fous.

Choisir une situation humaine dans laquelle les caractères qui viennent d'être mis en évidence vont pouvoir transparaître.

THÉRÈSE, ANNE, ÉTIENNE, FRANÇOIS, PAUL et DENIS sont en scène. Ils figurent six gamins et gamines dans une cour de recréation : ils s'agitent en tous sens, se rejoignent, complotent une blague à faire à leur maîtresse, repartent, changent d'idée en cours de route : une autre blague serait-elle meilleure ?

CONFORMES COMME DES MOUTONS

Je bêle, tu bêles... il bêle, nous nous ressemblons...

Un groupe d'acteurs figure des touristes obéissants comme des moutons. Le guide, « chef des moutons », déplace son groupe devant une série de tableaux, débite le laïus monocorde et conventionnel d'un conférencier peu inspiré.

Les touristes moutons hochent la tête, font écho à ce qui leur est dit par le guide ou l'un d'entre eux ; parfois, ils renchérissent.

À force d'identifier leurs réactions les uns aux autres, les touristes moutons s'uniformisent. Ils avancent en se balançant, les regards sont mornes, le bas des visages tombe, l'approbation continue du guide devient bêlement. Personne n'est à l'écart du groupe. L'effet « troupeau » est réussi.

SOUPLES ET LASCIFS COMME DES CHATS

Les coulisses de l'Opéra. Les danseurs, se maquillent, s'échauffent, bavardent, se reposent dans les coulisses de l'Opéra.

MICHELLE, BERNADETTE, SYLVIE sont en scène.

Peu à peu, dans la lascivité des mouvements, les étirements de BERNADETTE et SYLVIE, on devine le chat, mais YVES, entré à son tour, a les « pattes » lourdes.

ANNIE : Il y a un éléphant au milieu des chats.

YVES : Je sais. J'ai voulu devenir chat tout de suite, j'ai oublié le danseur.

C'est en effet à partir de la liberté du danseur que doit s'éprouver la liberté du chat. À partir de la souplesse de l'homme, de sa déambulation légère que doit s'inventer l'animal.

Ne pas trouver en nous l'état qui correspond à la situation requise, c'est la plupart du temps, ne pas faire confiance au temps, vouloir le forcer. C'est ne pas laisser monter en nous le temps intérieur en accord avec l'état choisi.

Quel animal voyez-vous en moi ?

CHOISIR UN ANIMAL

Chaque acteur choisit pour un de ses camarades l'animal qui paraît le plus proche de lui. Il prépare un court scénario dans lequel il se mettra en relation en tant qu'humain avec cet animal.

Quelques minutes de préparation.

Le collaborateur chat

Alicia **(39 ans, laborantine) est en scène.**

Elle a choisi d'évoquer Jean-Yves. **Elle est installée à la terrasse d'un café. Elle consomme. Un chat (mis en scène par ses gestes) se glisse sur la chaise à côté d'elle, approche sa patte, elle le repousse, il saute sur la table, se frotte à elle, elle le repousse encore.**

– Écoutez, Jean-Yves, **n'insistez pas trop, je vous ai promis de parler en réunion de votre dossier.**

Le chat continue visiblement à déborder son territoire.

– Vous aurez la réponse à la date prévue, c'est promis.

Le chat saute sur ses épaules, se frotte à son cou.

– Je suis assez libre avec qui vous savez pour obtenir les choses en temps voulu.

Les spectateurs applaudissent.

« Jean-Yves : *D'après ce que je vois, j'en fais trop...*

Paula : *Des tonnes de charme, ça c'est vrai... tu fonctionnes au charme.*

Jean-Marie : *Quand tu as peur de ne pas réussir un truc, tu commences par charmer pour te faire pardonner.*

Jean-Yves : *Il y a de ça... oui, mais je ne pensais pas que c'était apparu si fort pendant le séminaire. Au boulot, je ne suis pas du tout comme ça.*

Claire : *Ce qu'on est ici et ce qu'on est ailleurs, ça doit se recouper, non ?* »

À Jean-Yves la réponse...

Le mari nounours

Patricia **est en scène.**

Elle a choisi d'évoquer Marc. **La scène figure leur appartement. Elle s'active, prépare le petit déjeuner. Elle s'adresse à son ours imaginaire.**

– Mais oui, mais oui, je t'apporte ton café au lit, mon chéri.

Elle sert le petit déjeuner. Se dirige vers la porte.

> – Mais oui, mais oui, je vais te frotter le dos sous ta douche. Mais oui, bien sûr que ça me fait plaisir de te faire plaisir, mais bien sûr que je t'aime, mais non je n'ai pas prévu de sortir ce soir... mais oui il fait froid, je sais que tu détestes le froid, on va rester au calme... mais si j'aime le calme, je t'assure que de temps en temps j'aime le calme, MARC...

À la fin du scénario :

« MARC : *Je tombe des nues.*

CLAIRE : *Tu ne devrais pas. Depuis le début de l'atelier, à chaque fois que tu fais un exercice, tu demandes une approbation... un satisfecit... des caresses de nounours...*

JEAN : *Tu ne te reconnais pas du tout ?*

MARC : *Non... Oui. C'est vrai que j'ai besoin de savoir si ce que je fais est bien.*

ÉTIENNE : *Qu'on t'aime quoi !*

MARC : *Pour être franc, oui.*

ALICIA : *Ce n'est pas un péché, ça arrive aux autres.*

PAULA : *Moi je vois ton côté renard.*

JEAN : *Ah oui, je vois ce que tu veux dire ».*

L'identification à l'animal déclenche toujours une série de commentaires qu'il faut laisser circuler légèrement. À l'acteur, encore une fois, de tirer ses propres conclusions.

La femme poulain refusant l'obstacle

> JACQUES, en scène, conduit visiblement un jeune cheval à la longe.
> L'animal se cabre. JACQUES veut lui faire franchir une rivière, n'y arrive pas. Il le caresse, lui donne un coup de cravache, rien à faire...
> JACQUES : Allez allez, PATRICIA !

Applaudissements du public.

« JEAN : *Tu te reconnais ?*

PATRICIA : *J'aimerais sauter, oui, (riant) toutes les rivières de ma vie sont trop larges !*

PAUL : *Le cheval peut sauter.*

PATRICIA : *Je n'ai pas la force du cheval.*

LAURE : *Ni moi.* »

Équilibrer nos « facettes » animales

Comme nous l'avons fait avec les quatre éléments, il est intéressant de mettre en scène nos tendances dominantes puis de jouer sur nos complémentarités.

ANIMAL DOMINANT ET COMPLÉMENTAIRE

Les acteurs devront mettre en scène :

1. l'animal qu'ils croient le plus proche d'eux ;

2. l'animal qui leur semble complémentaire de leur animal dominant.

Et si nous identifier à un petit animal nous permettait d'en devenir un gros ?

Bien souvent chez les timides, les introvertis, ceux qui au début du travail se sont effacés derrière les autres, on assiste dans un premier temps à la représentation de tout petits animaux.

LAURE (45 ans, secrétaire dans un organisme de crédit) s'est tenue en retrait depuis le début du séminaire. Chaque fois qu'il y a eu travail de groupe, elle s'est arrangée pour se dissimuler derrière les autres.

En improvisation individuelle, elle n'a pas perdu une occasion de laisser passer son tour. Mais au moment de l'identification aux animaux, changement d'attitude.

S'étant spontanément mise en scène, elle occupe l'espace, tourne autour des chaises, des tables, s'essaye à voleter et bourdonner comme la mouche, finalement se colle à la cloison et frotte ses « pattes » l'une contre l'autre.

Applaudissements du public.

La mise en scène de son « effacement » par le biais de l'animal va opérer chez elle un déclic. Désormais elle se déclare volontaire à chaque improvisation. Si s'imposer par la qualité de son jeu lui est encore difficile, occuper son territoire et prendre le temps de vivre sous le regard des autres est une chose désormais acquise pour elle.

De ce qui précède, l'on peut tirer les deux conclusions suivantes :

➤ *le sens ludique*, gage du plaisir d'être en scène et déclenché par le travail du clown, s'affirme avec l'identification aux animaux ;

➤ *la mise en scène de notre image*, activée par l'identification aux éléments puis aux animaux, nous aide à prendre de la distance par rapport à cette image avec de plus en plus d'aisance et d'humour.

Chapitre 13

Mettre en scène
nos récits

La magie du conteur

Toute intervention face au public place la personne concernée dans la situation du conteur.

Son auditoire attend d'elle la magie du conteur.

À partir de l'exercice « fait divers », quatre consignes sont mises en évidence pour répondre à cette attente.

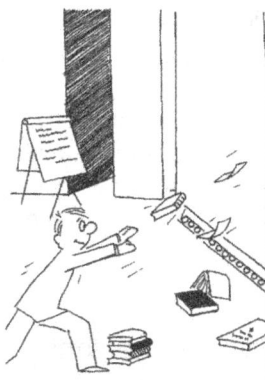

Mettez en scène vos récits

FAIT DIVERS

L'acteur doit raconter un fait divers de son choix avec tant de cœur et de conviction qu'il devra peu à peu s'identifier aux personnages de ce fait divers. Cette identification qui le fait passer du temps passé au temps présent, le conduit au fur et à mesure qu'il entre dans le drame et que l'action prime sur le récit :

1. à respecter des temps de silence de plus en plus longs et éloquents ;

2. à donner à son expression corporelle une importance croissante en regard de son expression verbale.

Première consigne
Être acteur et non spectateur de ses interventions

Chaque fois qu'ayant à raconter une histoire, nous ne nous impliquons pas dans son déroulement, notre corps nous trahit en se rétractant imperceptiblement. Nous adoptons alors l'attitude du badaud qui assiste à un événement sans prendre parti ni responsabilité.

« Être en arrière de la main », « ne pas se mouiller », autant d'expressions qui traduisent le manque d'engagement et recoupent parfaitement l'attitude corporelle adoptée qui est celle de la fuite vers l'arrière.

Chasse aux détails inutiles, aux introductions lénifiantes !

> JEAN-MARIE **est en scène.**
>
> **Il raconte la perte d'une petite fille par ses parents dans un grand magasin. Il campe le décor. Description très longue du magasin, les spectateurs s'agitent sur leur chaise. Je l'arrête. Même scénario pour** FRANÇOIS **et** JEAN **qui se noient dans leur introduction, retardent le moment d'entrer dans l'action et, gardant le corps en appui sur le pied arrière, les mains dans le dos, adoptent l'attitude du badaud.**

Deuxième consigne
Ne pas retarder le moment d'entrer dans le vif du sujet

La peur de ne pas être assez clair et donc l'obligation que nous nous imposons de fournir trop de détails, trahit en fait la peur de nous confronter à nous-mêmes.

Nous différons souvent le moment d'entrer véritablement dans notre sujet. Tournant autour, brouillant les pistes, nous oublions la question essentielle que l'auditoire se pose en face d'un intervenant : pourquoi cette personne est-elle en scène ?

Tardant à donner des éléments de réponse à cette question, nous gâchons le moment capital de l'intervention qui est le premier instant de la rencontre avec le public. Celui-ci, se sentant floué au départ, tardera à son tour à redonner son attention. C'est la loi du donnant-donnant.

L'exemple de l'intervention de Jean-Marie, François et Jean, recoupant celle de beaucoup d'autres, nous rappelle que nous avons tendance à faire de trop longues interventions, cachant sous le verbiage la difficulté à nous assumer porteur de notre sujet.

Les intervenants ? Ce seraient plutôt les spectateurs de la longueur, confrontés à la question, revendiquant toujours la nécessité de fournir un certain nombre d'éléments pour éclairer leur propos.

Nous retardons le moment de livrer notre message parce que nous n'avons pas pris position par rapport à ce message.

De même que notre corps doit trouver sur une scène ses points d'appui, de même devons-nous trouver nos points d'ancrage dans notre récit.

Troisième consigne
Dégager l'idée principale de son message

Il convient de faire la distinction entre l'idée principale et les idées satellites.

■ Un message cohérent est un message vécu

Se situer par rapport à un sujet signifie, encore une fois, mettre son sentiment en jeu : voilà ce que je veux vous dire qui m'a ému, fâché ou bouleversé, etc. Après quoi se dégage nettement le cœur du message, l'idée centrale autour de laquelle les autres, organisées en satellites, la nourrissent et l'étoffent.

Revenons au fait divers de Jean-Marie, le cœur du sujet est évidemment la perte. C'est la perte de l'enfant qui l'a ému. Si la description du magasin veut servir la perte, elle doit se résumer à l'essentiel, autrement dit à ce qui prépare l'annonce de cette perte :

1. le magasin est grand ;

2. il est plein de monde.

Si après ces deux mots : grand et plein, un silence même très bref est respecté, que le conteur par sa respiration, son attitude fait ressentir la vastitude du lieu et la foule, beaucoup de mots inutiles peuvent être éliminés. Le décor se campe alors de façon vivante et le conteur par sa présence à la situation, est déjà en passe de devenir acteur. Le public peut déjà s'identifier à lui.

- *On ne peut délivrer un message avec force que si on lui insuffle la force de ses sentiments*

- *Raconter une histoire avec coeur, c'est y mettre du « corps »*

ALINE **en scène raconte un épisode de chasse.**

Un de ses amis, apprenti chasseur, voulant viser un lapin, tire sur un vieux chien endormi contre un fourré : c'est le chien de son grand-père.

Tenant compte du travail de JEAN-MARIE, ALINE **campe rapidement l'ambiance de la chasse ; profitant de l'évocation de la forêt, elle passe du passé au présent, hume l'air, écoute les bruits autour d'elle, s'intègre progressivement au récit. À mesure qu'elle s'approche du coeur du récit, elle lui donne plus de corps. Arrivée au point de tension maximum : la découverte du chien tué et reconnu comme appartenant à un être cher, une tension du corps immobile, une apnée, marquent le drame infiniment mieux que n'importe quel discours.**

Quatrième consigne
Respecter la montée dramatique du récit

LA MAISON DU SOUVENIR

L'acteur doit relater un parcours à travers une maison de famille qui lui est chère et dans laquelle il est revenu après une longue absence. Dans les premières pièces tout est tranquille, chaque objet attendrissant. Dans les autres des objets déplacés, abîmés, évoquent un drame. De la tendresse et la douceur naîtront l'inquiétude puis l'angoisse, enfin la terreur.

Comment traduire la gradation des sentiments à laquelle fait appel cet exercice ? En voici le schéma.

Montée vers le coeur du récit : la montée dramatique

■ *Le récit neutre*

L'acteur annonce au public qu'il est retourné dans la maison « chère ».

■ *L'émergence du sentiment*

Arrivée dans la maison.

■ *La montée du premier sentiment*

Entrée dans les pièces du rez-de-chaussée. Découverte des objets successifs, montée du sentiment de tendresse.

■ *Le passage d'un sentiment à un autre*

Montée au premier étage. La tendresse s'efface progressivement. L'inquiétude s'installe.

■ *La montée du second sentiment*

De l'inquiétude à la terreur.

La descente dramatique

Le retour progressif du drame vécu à l'histoire relatée.

■ *L'atténuation progressive du second sentiment*

Peu à peu, et pour diverses raisons, l'acteur réalise que s'il y a eu drame, ce drame a été minime, que la plus grosse partie s'en est jouée dans sa tête à la faveur d'un quelconque désordre. De l'effroi, retour à l'inquiétude légère.

■ *Le reflux du second sentiment*

L'acteur rassuré, se laisse à nouveau envahir par la tendresse

■ *Le retour progressif au calme*

Ayant repris contact avec un décor de plus en plus paisible et s'étant conforté dans la douceur que les objets familiers évoquent à nouveau, l'acteur est peu à peu ramené sur le terrain neutre d'où il est parti.

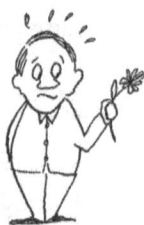

*Sensibilité,
quand tu nous tiens*

FRÉDÉRIC : « *Je n'aime pas parler de moi. Je n'aime pas étaler mes sentiments. C'est dur. Ça ne fait pas partie de notre éducation. Montrer de l'émotion est encore aujourd'hui considéré comme le propre des faibles. Un homme, une femme de carrière doivent savoir se tenir. On nous demande d'être "clean" non seulement physiquement, mais aussi morale-ment. La sensibilité qui s'expose relève de l'indé-cence. L'entreprise la juge impropre, ce qui veut tout dire* ».

Que l'entreprise, l'éducation, soient à mettre au banc des accusés, que nous nous y mettions nous-mêmes, dans tous les cas, la confusion est double.

Remarques

■ *Nous confondons sensibilité et sensiblerie*

La sensibilité est ce qui nous rend humain. Vouloir à tout prix la cacher empêche une réelle communication (cette communication ne s'opère, en effet, que s'il y a possibilité d'identification : je comprends l'autre parce qu'il me ressemble).

■ *Nous confondons expression d'une émotion et déballage de senti-ments*

Le mot émotion contient la notion de mouvement. Nous émeut ce qui nous fait « bouger ». Émeut l'autre ce qui le fait bouger. Mettre de l'émo-tion dans un texte, c'est au départ y mettre simplement de la vie. Nous défendant la plupart du temps d'exprimer nos émotions, confondant sensiblerie et vie, nous donnons à nos discours une allure funèbre. Faire une intervention sensible ne signifie pas étaler ses sentiments.

Quand les mots du discours deviennent les acteurs du discours

Les gestes sont une ponctuation, une respiration.

LES GESTES : PONCTUATION ET RESPIRATION

Les acteurs écrivent un texte supposé être lu en situation professionnelle. Ils en dégagent l'idée maîtresse, les idées secondaires comme cela a été vu plus haut. Ils repèrent dans ce texte les mots ou phrases qui paraissent les plus importants à transmettre, ceux sur lesquels il faut mettre un accent.

Cet accent se concrétisera :

- soit par le respect d'un silence,
- soit par davantage d'expression corporelle (regard plus intense, plus porté, gestes accompagnant la parole).

Sortir le contenu professionnel de son contexte. Le décoder

Je demande à PAUL de se séparer du texte, d'en mimer les passages qui lui paraissent importants.

Privé de mots, il est contraint d'abandonner sa rigidité, d'assouplir sa gestuelle, de forcer sa mimique, d'éclairer son regard. Très embarrassé au début, il s'échauffe et se débat comme un diable pour mettre en images visuelles des concepts. Au bout d'un moment, le public arrive à décrypter quelques mots. Ce sont, comme par hasard, les mots les plus importants du texte. Le langage du corps a fait un véritable condensé du sujet.

Je lui demande alors de reprendre son texte et de le lire en se souvenant de ce qu'il vient de jouer. La lecture est maintenant claire et posée. Le corps ayant, au cours de l'exercice précédent, enregistré certains silences, les restitue pour servir le texte.

Gestualiser un discours

Gestualiser un discours c'est en trouver la ponctuation et la respiration, c'est-à-dire le rythme.

Prenons n'importe lequel des textes que nous avons à communiquer, des projets dont nous voulons débattre, exerçons-nous à trouver les gestes qui peuvent traduire le mouvement de ce texte, articulons ces gestes ensemble, nous nous apercevrons :

1. que nous faisons surgir la construction de ce texte. De là à dire que le découpage du texte en mouvements met en évidence la grammaire du texte, il n'y a qu'un pas ;

2. que nous le mémorisons beaucoup mieux.

Le point de vue d'un anthropologue, Marcel Jousse et *L'Anthropologie du geste*[1] :

« *Le péché originel et capital de notre civilisation de style écrit est de se croire la civilisation par excellence... L'anthropos n'étant essentiellement qu'un complexus de gestes, nous avons ainsi pour l'analyse de l'homme, l'outil le plus pénétrant, le plus opérant qui puisse se manier. L'anthropos est un animal interactionnellement mimeur. Du berceau à la tombe, l'anthropos est sous la contrainte de cette loi fondamentale du rythmo-mimisme. Il reçoit et cette réceptivité accumule en lui les "Mimènes", c'est-à-dire le rejeu du geste infligé par l'objet de ces "Mimènes"... Tout ce qu'on appelle les opérations de l'esprit : mémoire, imagination, raisonnement, etc., ne sont que les rejeux de Mimènes conscients ou inconscients, spontanés ou dirigés, exacts ou combinés, transposés ou sublimés. Le rejeu est microscopique dans la pensée et le rêve, il est macroscopique dans l'action.* »

Ainsi, à l'origine de la pensée, il y aurait le geste. C'est-à-dire l'imitation du mouvement, le rythme de ce mouvement.

---

1. M. Jousse, *L'Anthropologie du geste*, Gallimard, Paris, 1974.

Oser s'exprimer

L'exemple de PAUL, cité plus haut, qui après avoir « agi » son texte le « restitue » beaucoup mieux, en trouve mieux les articulations donc le rythme, rend la pensée de M. JOUSSE étonnamment présente.

En ce qui concerne mon expérience, j'en arrive à distinguer de mieux en mieux, dans les ateliers de mise en scène de soi, les textes « pensés par le corps » de ceux « pensés par la tête ». Les premiers ayant pratiquement seuls le don de trouver une résonance dans le public.

Maîtriser la panne

Le mouvement, créateur de l'idée

L'idée n'est pas seulement dans la tête, elle est aussi au bout des doigts.

Joindre l'idée au geste

Après avoir délié la parole et pris conscience de ses rythmes en accord avec nos rythmes corporels, il va falloir nous exercer à enchaîner les idées, à développer notre pouvoir d'en faire surgir, à conjurer le spectre de la panne qui hante nos improvisations.

Essayer d'éprouver notre imagination, saisir son fonctionnement, lever ses blocages, tel est l'objet de ce chapitre.

Que se passe-t-il lorsque survient la panne en cours d'intervention ?

Au secours, j'ai un trou !

Cette panne peut avoir plusieurs causes :

■ *Notre intervention a été mal préparée*

Possédons-nous notre sujet à fond ? En avons-nous dégagé l'idée maîtresse ? Avons-nous fait le lien entre cette idée et notre propre conviction ? Avons-nous vraiment décidé de nous impliquer ?

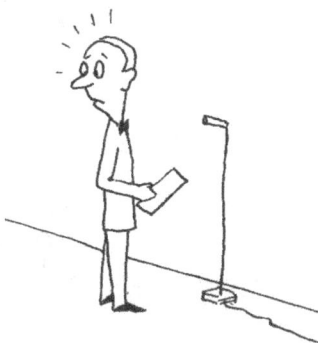

■ *Nous sommes sujets au trac*

Avons-nous pris les moyens de lutter contre lui ?

■ *Nous avons une mémoire défaillante*

Nous sommes-nous préoccupés d'exercer cette mémoire ?

En ce qui concerne ces trois points, il est conseillé de revenir aux exercices qui s'y appliquent directement dans les chapitres précédents.

■ **Enfin, nous croyons manquer d'imagination**

Il va s'agir alors de prendre une nouvelle fois conscience du rôle du corps, de sa sensibilité. De réaliser à quel point imagination, dynamique corporelle et sentiment sont liés.

L'OBJET DÉTOURNÉ DE SA FONCTION

Quatre ou cinq acteurs interviennent successivement.

Un objet quelconque, de forme assez simple, est mis en scène. Il s'agit :

1. Pour le premier acteur :

• d'utiliser l'objet en le détournant de sa fonction pour accomplir une action quelconque ;

• de prononcer une ou deux phrases en relation avec cette action ;

• de faire appel à un autre acteur pour l'aider à accomplir cette action.

2. Pour le second acteur :

• de s'emparer de l'objet en lui donnant une définition différente de celle que lui a donnée le premier acteur ;

• d'accomplir une action avec ce nouvel objet ;

• de ne parler que quand la concentration sur l'objet est suffisante ;

• de faire appel au troisième acteur, etc.

Une bouteille en plastique vide a été posée sur la scène.

JEANNETTE (37 ans, secrétaire dans un institut de management) s'en empare, lui donne une fonction de longue-vue, regarde le paysage à travers le goulot, décrit ce qu'elle en voit à JEAN-PIERRE, lui demande de regarder à son tour. JEAN-PIERRE saisit la bouteille, lui donne fonction de

raquette, entame une partie de tennis, désigne CLAIRE **comme partenaire.**

CLAIRE **attrape la raquette, la transforme en biberon pour un poupon imaginaire, et ainsi de suite.**

Ma tête est vide, les bras m'en tombent !

Facile pour CLAIRE, pour JEAN-PIERRE, pas facile pour tout le monde. Bien souvent les acteurs restent en scène les bras ballants. Que se passe-t-il ?

Beaucoup de causes au blocage et parmi les plus fréquentes :

▣ *L'a priori négatif*

Avant de saisir l'objet, l'acteur victime d'un a priori sur lui-même déclare : « *moi, je n'ai pas d'imagination* ».

▣ *La sagesse paralysante*

« *Je ne veux pas me jeter à l'eau sans savoir ce que je fais* », est la phrase rituelle qui, dans le cas précis de cet exercice, ferme la porte à l'imaginaire.

▣ *Le manque de relation avec l'objet*

L'acteur devant s'emparer de l'objet, au lieu de le manipuler afin d'en recevoir un message sensoriel, reste immobile dans l'attente de la solution.

C'est à ce dernier point qu'il faut s'attacher.

JEAN-PAUL **perd ses points d'appui.**

JEAN-PAUL **dont c'est le tour de saisir la bouteille, est en panne d'idée. Tout occupé d'en trouver une, il néglige de lui préparer le terrain en prenant un véritable contact avec la bouteille. Celle-ci, comme les objets mis en scène dans les exercices précédents, ne constituant pas le point d'appui nécessaire, la concentration n'opère pas.**

Et si nos gestes précédant l'idée lui ouvraient un chemin ?

Si, comme le dit MARCEL JOUSSE, nos pensées sont le rejeu d'actions qui les ont précédées, pourquoi ne pas imaginer un premier geste accompli comme première phase de l'idée ?

Dans l'exercice de la bouteille, ce geste effectué hors du contexte est en réalité dicté par notre vécu et fait référence à des situations où nous avons eu a manipuler des formes semblables à la bouteille.

Si nous sommes très concentrés sur ce geste, si nous prenons le temps de l'exécuter soigneusement, nous avons une clé pour ouvrir un champ à l'imagination.

C'est parce que nous faisons primer le mental sur le vécu, le raisonnement sur la sensation, que bien souvent notre imagination se bloque.

Incursion au Paradis perdu

Évoquant notre ancêtre Adam, un de mes amis se demandait un jour si nous ne péchions pas comme lui par manque de logique. L'arbre porteur du fruit, disait-il, dans une des traductions de la Bible a été décrit comme ayant un double tronc : tronc de la Vie et tronc de la Connaissance.

Avant d'atteindre la Connaissance, Adam aurait négligé de traverser l'épaisseur de la Vie.

Cette image est reprise par bien des mythes et légendes qui fondent notre culture. Les aventures de nombreux héros nous apprennent que souvent l'idée ne s'éclaire, la solution à l'épreuve n'est trouvée qu'après engagement du corps dans l'action.

L'acteur paralysé par le manque d'idée tel le mauvais héros, veut la solution (l'idée), avant l'épreuve (le geste).

Le premier acteur doit faire une conférence en prenant appui sur les gestes de son partenaire. Ces gestes qui doivent être simples et géométriques, ne doivent changer que lorsqu'ils ont été utilisés par le conférencier. En aucun cas ils ne doivent illustrer le sujet.

Exemple :

Le premier acteur entre, annonce le sujet dont il va parler (soit la forêt amazonienne), il présente son partenaire. Le partenaire se met en boule. C'est au conférencier d'utiliser cette attitude en la reliant au sujet qu'il traite d'une façon indirecte, mais assez lisible pour que tout le monde reconnaisse que l'image a été utilisée. Le conférencier peut dire : la première fois que j'ai vu la forêt d'avion, j'ai vu une tache ronde. Il continue son discours, le partenaire pointe le doigt vers le plafond. Au conférencier qui en est à la description des feuilles de tel arbre exotique, de raccorder le doigt pointé au sujet dont il parle.

L'enjeu de l'exercice est pour l'acteur de se montrer toujours à l'aise, ne révélant pas au public les moments où il ne sait comment tirer parti des gestes de l'autre.

■ *Deux écueils majeurs*

La fascination de l'autre

JEAN-FRANÇOIS, par exemple, beaucoup trop préoccupé à l'idée de manquer le geste de CATHERINE, sa partenaire, s'immobilise face à elle, hypnotisé comme le crapaud face au serpent.

L'attente du geste de l'autre empêche la relation au public et la concentration sur ce que l'on est en train d'exprimer.

L'oubli de l'autre

PAULA (28 ans, employée à la comptabilité d'une firme automobile) évitant de regarder ÉRIC, son partenaire, et de ce fait se sentant culpabilisée, dévide son discours sans pause et sans implication du corps. Son sujet, bien qu'intéressant (il s'agit de la définition de nouveaux plans sociaux dans les grands ensembles de banlieue des grandes villes), plonge rapidement le public dans un état léthargique.

Le sentiment, gardien de l'idée

Les gestes accomplis de façon concentrée sont en relation directe avec l'imaginaire.

Une idée nouvelle ne peut naître si le corps se rétracte et cesse d'être habité par le sujet qui l'occupe. Affronter une panne, c'est garder l'état, le sentiment dans lequel nous avait mis notre sujet avant que cette panne n'arrive et jusqu'à ce qu'elle soit résolue.

Toute scène d'intervention implique que la vie s'y mette en jeu.

Tout manque de vie sur une scène crée un déséquilibre.

L'ACTEUR DÉFAILLANT OU LA VENTE DU PRODUIT DIFFICILE À VENDRE

L'exercice se fait à deux : un présentateur, un acteur.

Le présentateur présente à un directeur de théâtre son camarade, acteur soi-disant fameux, qu'il veut faire engager. Il annonce le poème que l'acteur est supposé réciter.

L'acteur reste muet. Le présentateur l'encourage une fois, deux fois. Rien n'y fait (il doit tout le long du jeu rester extrêmement naturel, ne forcer aucun geste, se contentant d'être calme, détendu et prouvant par son attitude ouverte qu'il est en tous points d'accord avec le présentateur).

Tout le travail du présentateur, à qui l'accident risque de faire perdre son poste au sein du théâtre, va être de masquer cet accident chez l'autre.

Pour cela, il va se substituer à lui, mettant en exergue la moindre trace de vie relevée chez son partenaire et la faisant valoir. Il se servira de la plus petite modification survenue dans son attitude ou sa mimique, pour l'intégrer au sujet.

Par exemple, si l'acteur soupire d'aise, et si le poème attendu a pour sujet la mer, le présentateur analysera le soupir comme une préfiguration du bruit du flux et du reflux.

Cet exercice demande :

1. une grande sensibilité au jeu du partenaire ;

2. une spontanéité (proche de celle du clown) qui permet de valoriser le dérisoire et d'y réagir de façon intense.

ALINE est en scène avec PAUL.

PAUL doit réciter un poème intitulé « Les Chats ». PAUL, après avoir été présenté, ferme imperceptiblement les paupières. ALINE entre alors dans une sorte de recueillement. Le silence de PAUL, nous fait-elle savoir, incite à la méditation : le poème est grave, il est si beau que PAUL ne peut l'aborder sans une préparation intérieure. ALINE joint les mains, serre les paupières, demande au public de se concentrer comme PAUL qu'elle déclare être en état d'extase et subjugué par les résonances du poème qui opèrent en lui.

PAUL plie légèrement la jambe droite. ALINE, dans la pose de l'Annonciation, s'émerveille du geste. Plier le genou, chauffer ses muscles, dit-elle, équivaut à accorder l'archet qui accompagne le chant intérieur de PAUL et accompagnera bientôt le nôtre.

Chaque phrase prononcée par ALINE avec une extrême lenteur, une concentration qui la fait paraître, elle aussi, en extase, fait réagir le public...

L'intervention, largement applaudie, déclenche une série de commentaires :

« GENEVIÈVE : Tu nous aurais vendu n'importe quoi.

JEAN-MARIE : Change de secteur, mets-toi au commercial.

EMMANUEL : Une manipulatrice, voilà ce que tu es !!

ÉRIC : Un bon vendeur est un individu dangereux.

ROBERT : Plus le produit était nul, excuse-moi, PAUL, meilleure tu étais, ALINE ».

ALINE a réussi l'exercice grâce à une animation de plus en plus intensive de « l'objet » qu'elle avait à défendre. Cette animation a permis au public de s'intéresser à l'objet et, par conséquent, de le sauver.

La panne survient et le discours s'interrompt si l'on cesse d'être en relation avec son public, si l'on perd ses points d'appui sur lui.

La panne survient si l'on s'en défend trop.

Affronter une panne, c'est d'abord la compter comme faisant partie de l'enjeu, l'accueillir avec une respiration juste.

Respirer la panne c'est le premier pas qui aide à la combler.

Si plusieurs intervenants se produisent et que l'un d'entre eux est défaillant, c'est aux autres de combler le déséquilibre par un apport accru de présence et d'énergie.

Plus un contenu est difficile à défendre, plus ses qualités sont limitées, plus nous devons mettre en exergue par notre vie la moindre de ces qualités.

© Groupe Eyrolles

À l'épreuve
de l'interview

Les réponses du corps

Laisser le corps « recevoir » avant de réagir

Ne pas répondre trop rapidement à une question qui demande une réponse rapide.

Nous avons tendance à nous précipiter avant même d'avoir eu le temps d'entendre la question résonner en nous. Donner à cette question le temps d'aller puiser en nous sa réponse, ce n'est souvent l'affaire que d'un bref instant, mais cet instant est capital car il permet d'établir le lien entre les mots formulés et notre vécu. Ce vécu n'est pas seulement affaire de mental, il est aussi affaire de corps. Notre corps a gardé la mémoire des questions qui s'apparentent à celle qui nous est posée, des réponses que nous avons données à ces questions.

Un micro sous le nez, comment répondre ?

Sensibilité, sensorialité sont en jeu.

Pour leur permettre de vibrer, il convient de :

■ *Prendre conscience de sa respiration*

Nous avons tendance à rester en apnée aussitôt la question formulée, alors qu'il est indispensable de libérer le souffle pour libérer notre expression vivante et de ne pas nous paralyser.

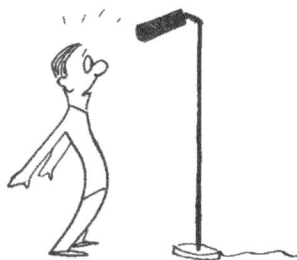

■ *S'ancrer dans le sol ou dans son siège, de façon à être en stabilité et à ne pas se couper de ses racines*

Ne pas perdre contact avec l'interlocuteur

Ne pas détourner notre regard. La vie du regard, en effet, est déjà une réponse. Elle montre que la communication est établie.

Garder une attitude ouverte. Ne pas se rétracter

Toute nos rétractions dévorent de l'énergie. Nos expansions, au contraire, alimentent nos forces. Rien de plus fatiguant que l'inquiétude !

La première réponse à une question est celle de notre stabilité physique. La question nous pousse en arrière, nous bouscule, il faut rétablir ce déséquilibre par une présence plus forte. Avant la réponse verbale, nous avons une réponse corporelle à donner.

LA QUESTION À BRÛLE POURPOINT

L'exercice se fait à deux. Un interviewer, un interviewé. L'interviewer va demander à l'interviewé de prendre alternativement position pour et contre un sujet déterminé, cela de la façon la plus rapide et la plus percutante possible.

Nos souvenirs d'interviews ne sont pas toujours heureux. Le micro brandi sous le nez évoque le bâton. Dès que nous sommes sur la sellette, Goliath se profile derrière l'interviewer et nous met en déséquilibre.

Les quelques suggestions suivantes aideront à faire face à ce déséquilibre.

La réponse du calme

S'autoriser à reformuler la question afin d'en doubler la résonance en soi

Accepter de différer la réponse

Observons de près les personnes qui, devant un micro ou une caméra, ont l'art de répondre. Nous verrons, avec un peu d'habitude, qu'elles ne donnent pas forcément la réponse attendue mais d'autres réponses qui en sont l'amorce et qui laissent le temps à leur pensée de trouver son chemin.

Accepter de ne pas connaître la réponse ou ne pas vouloir répondre

Cette attitude qui relève autant de l'humour que de l'humilité ne va pas de soi. Il serait bon de ne pas perdre une occasion de l'adopter.

La plupart du temps, nous vivons le fait de ne pas répondre comme une faute.

Nous parlons souvent non pas pour répondre vraiment, mais pour masquer le malaise ressenti.

De cette attitude à la pratique de la langue de bois, l'écart n'est pas grand. Essayons de ne pas succomber à la tentation de la parole. Rappelons-nous comme nous sommes confortés lorsque des personnes que nous admirons se donnent la liberté de différer leur réponse ou déclarent ne pas vouloir répondre à telle ou telle question.

En effet, dans bien des cas, se taire témoigne d'un double respect :

➤ respect porté à l'interlocuteur (sous-entendu : je vous estime trop pour vous donner une mauvaise réponse) ;

➤ respect que l'on se porte à soi-même (certaines réponses relèvent de mon domaine intérieur et ne peuvent être livrées publiquement).

À propos de notre souci de vouloir toujours répondre aux questions posées, voici l'opinion dont me fit part, un jour, un de mes amis étrangers, opinion que d'autres par la suite ont largement confirmée.

« Vous, Français, vous voulez toujours tout savoir, nous n'avons même pas fini de poser la question que vous êtes déjà en train de répondre. Vous avez vu tous les spectacles, vous connaissez tous les films, vous avez une opinion sur tout et vous la clamez haut... »

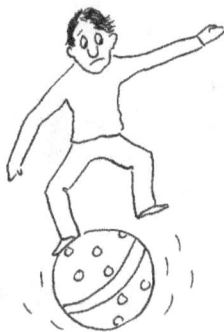

Interview et entraînement physique

Notre crainte de ne pas être dupe est fameuse. Notre monsieur Dupont vit, c'est bien connu, dans la hantise de l'être. Avoir l'air malin, au courant des choses, fait partie de sa panoplie au même titre que le béret et la baguette fraîche. Chacun détient, à ce propos, son lot d'histoires et d'expériences.

Ne succombons pas au vouloir-savoir-à-tout-prix.

Il m'est arrivé quelquefois de comparer l'attitude d'acteurs interrogés sur des sujets difficiles, les uns ayant au préalable exécuté une série d'exercices d'échauffement, les autres non. Intéressant de constater que les premiers montraient plus d'aisance à répondre.

Le corps échauffé est comme nettoyé de bien des parasitages qui sont un voile devant la pensée.

Avant de délier notre langue, pensons à délier notre corps tout entier.

Chapitre 16

Jouer avec nos temps

Réaliser son projet dans le temps imparti, négocier à court terme, temporiser, autant de notions qui hantent l'entreprise et la débordent. L'accélération du temps, l'insécurité des données économiques, l'influence des médias génèrent un déséquilibre qui touche notre vie professionnelle et plus profondément notre personne. Entre bien faire et faire vite, non seulement la raison balance mais aussi, ce qui est plus grave, notre échelle des valeurs. *Où en est-on de son temps signifie alors où en est-on de sa vie.*

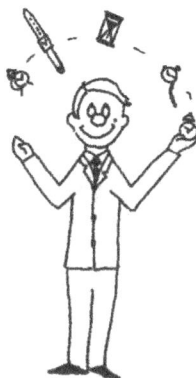

Ô temps, quand tu nous tiens !

Se mettre à distance du temps

Pour survivre au temps, il nous faut le revivre.

L'homme depuis les origines est dans le récit.

Il tient debout grâce à l'imbrication des temps. C'est parce qu'il peut les faire jouer ensemble qu'il est à la fois l'homme de l'héritage, de la tradition et l'homme de l'invention, le créateur.

Raconter quelque chose nous permet de nous approprier cette chose, d'avoir l'impression que la vie ne se déroule pas en dehors de nous, qu'elle ne nous est pas volée.

En promenade dans un magasin, il nous arrive d'entendre les récits que les vendeuses se font entre elles. Elles parlent souvent avec passion de petits faits qui, au moment où elles les ont vécus, n'avaient sans doute aucun intérêt pour elles mais qui, aussitôt qu'elles les racontent, prennent une grandeur épique. Cette dramatisation qui souvent prête à la moquerie relève tout simplement d'une nécessité. C'est un réflexe de sauve-qui-peut.

Du présent au passé, dédramatiser le présent

Convertir notre présent en passé opère en nous un dédoublement. De manipulé nous passons au rôle de manipulateur. Cette mise à distance, bien que virtuelle, permet d'amorcer le mouvement intérieur d'une dédramatisation réelle.

INVERSION DES TEMPS, INVERSION DES SENTIMENTS

L'acteur doit mettre en scène un événement professionnel actuel, le raconter comme s'il avait eu lieu et décrire l'attitude adoptée à son égard. Cet exercice qui force à la prise de distance, opère une sorte d'exorcisme. L'événement étant supposé passé, l'acteur peut avoir sur lui maîtrise et se livrer alors à une autocritique salutaire et libératrice.

L'événement passé se déroule symboliquement sur le temps expiratoire. Nous ne sommes plus pressés. Au sens littéral, tenus en apnée nous sommes libres (lâchés). Nous soufflons.

GENEVIÈVE **est en scène.**

Elle parle du bilan dont elle est venue à bout. Tandis qu'elle avance dans le récit, l'angoisse (provoquée par le bilan à faire), se transforme graduellement en peur puis en inquiétude légère. À la fin le ton est rieur, léger, la nervosité s'est calmée.

Du passé au présent.
Dramatiser le passé pour le rendre plus présent

Dramatiser, ici ne veut pas dire faire intervenir du drame, mais de l'action (*drama* : action).

Procédé inverse de l'exercice précédent.

Nous sommes de nouveau dans les exigences du récit tel que nous l'avons envisagé, où le conteur, par son implication, réactualise ce qui a déjà eu lieu.

Les cafés, lieux privilégiés d'observation, sont les lieux favoris de travail de l'écrivain GEORGES HALDAS. Observant les joueurs de foot, au retour d'une partie, il note la passion avec laquelle ils font le récit de cette partie, mettent en scène le plus petit événement qui l'a traversée, en un mot, la dramatisent. Tout se passe, nous dit HALDAS, comme si la partie pour se jouer jusqu'au bout avait besoin du récit. Comme si la vie, pour être vraiment vécue, avait besoin qu'on en témoigne. Comme si le réel avait besoin du récit parlé et joué.

La mémoire au risque du geste

Mettre en scène un événement c'est le mettre à distance de soi pour l'éloigner, mais aussi pour mieux le créer et mieux s'en souvenir.

Encore une fois, le geste est ici en cause.

Je me souviens parce que j'accomplis une action

L'exercice suivant demande une grande concentration sur le geste. C'est lui qui active ici la mémoire sensorielle. Si nous ne sommes pas à l'écoute du geste, rien ne survient.

LE LIEU D'AUTREFOIS

La scène figure un lieu où l'acteur revient après y avoir vécu autrefois. Il traverse les pièces de la maison, arrive à la chambre dans laquelle il redécouvre l'objet qui, parmi les autres, l'émeut le plus. Il prend contact avec cet objet et peu à peu, à la faveur de ce contact, il retrouve ses gestes d'il y a des années. Le lieu devient vivant, la mémoire des objets qu'il contient s'active.

Je me souviens parce que j'accomplis un geste mental avant d'accomplir un geste physique

L'acteur a en main une liste d'objets et de bibelots supposés figurer dans son appartement. Après avoir consulté cette liste et s'en être séparé, il devra se souvenir de chacun de ces objets et les énoncer.

Comment procéder ?

Pendant que la liste se trouve entre ses mains, l'acteur doit :

1. Visualiser chaque objet dans une pièce déterminée de l'appartement fictif et à un endroit précis de cette pièce, la place de chaque objet représentant chaque étape d'un parcours mental.

2. Accompagner chaque visualisation d'un son ou d'un rythme battu avec les mains ou les pieds.

3. S'imaginer en train de manipuler l'objet dans l'espace et en rythme avec la mesure choisie.

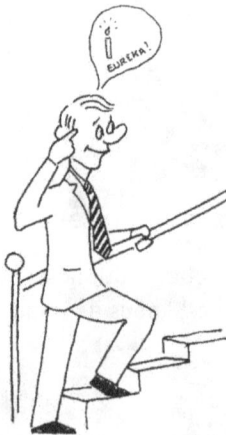

Je me souviens parce que j'accomplis un acte physique

Je n'y arriverai jamais !

Généralement et d'entrée de jeu, on se déclare battu.

– Impossible !

– Je ne me souviendrai jamais.

– Je n'ai aucune mémoire.

Et pourtant...

Dès que les trois temps de mémorisation sont respectés, les a priori s'effondrent. La liste d'objets étant mise à distance, presque tous les participants énoncent ces objets sans en oublier aucun.

L'action physique que j'accomplis fait resurgir le souvenir.

Au secours l'imaginaire !

« *La raison a beau crier, l'imagination a établi dans l'homme une seconde nature.* »

PASCAL, Pensées, II.

Avoir le loisir de faire jouer en un temps limité nos diverses facettes, de prendre conscience de notre aptitude à créer, de sortir de l'emprisonnement dans lequel nous tient une image de nous-mêmes et des autres active d'une façon exemplaire la possibilité de décaler notre angle de vue par rapport à la réalité et donc d'ouvrir le champ à de nouvelles idées.

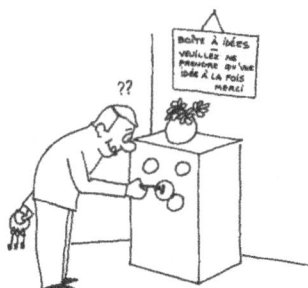

Quatre clés pour l'imagination

Cette imagination que nous croyons perdue nous attend, pour peu que nous prenions le chemin qui mène à elle. Ce chemin passe par la sensation et l'émotion.

Quatre clés pour l'imagination

Il n'y a pas d'imagination sans reproduction.

Il n'y a pas d'imagination sans transfiguration.

Nous n'imaginons de façon créatrice que partant d'images que nous connaissons, et qui ont déjà produit leur effet chez nous.

Nous transformons ces images, grâce au sentiment « actuel » qu'elles déclenchent en nous.

Chasser ses démons, les *a priori*

Nos *a priori* sont de deux sortes :

■ **A priori** *sur nous-mêmes*

À voir comme les fronts se rident, comme les lèvres se serrent chaque fois que sont donnés les premiers thèmes nécessitant un enchaînement d'idées, il est évident que nous sommes tous frères dans l'art de faire peu crédit à notre imagination.

■ **A priori** *quant aux images qui nous viennent à propos du thème imposé*

Craignant la plupart du temps que ces images ne soient pas bonnes, nous nous contentons d'en reproduire de conformes à un modèle.

Manquer d'imagination ne serait-il pas, d'une certaine façon, nous conduire en conformiste ?

Pour ouvrir les portes à l'imagination, outre la concentration et la disponibilité corporelle déjà envisagées dans les précédents chapitres, chasser nos *a priori* apparaît comme un véritable travail de nettoyage et s'avère urgent.

CHRISTIANE **doit improviser sur le thème de la musique.**

Elle répète indéfiniment : « La musique j'aime, la musique c'est bien », **enfile une succession de banalités. Découragée, elle s'arrête. Que** **s'est-il passé ?**

➤ à aucun moment CHRISTIANE ne s'est concentrée, elle a été sans cesse parasitée par quantité de mouvements inutiles ;

➤ elle s'est efforcée de reproduire un discours, faisant primer le « déjà entendu » sur sa propre sensation.

Chasser les modèles qui portent ombrage

Devant un manque d'imagination, essayons de revoir une fois encore notre geste mental. Demandons-nous, face à un blocage, si nous ne sommes pas à l'ombre d'un modèle qui penserait pour nous.

A. De La Garanderie[1], parlant de l'apprentissage des gestes corporels, distingue deux types de conduite en face du moniteur.

« *Il y a ceux qui vont du modèle à eux et de eux au modèle, les reproducteurs. Il y a ceux qui vont d'eux au modèle et du modèle à eux, les transformateurs. Nous sommes tantôt les uns tantôt les autres.* »

Il semble qu'il faille être les deux dans tout apprentissage.

Reliant l'expérience de La Garanderie à la mienne, je remarque en effet deux types d'improvisateurs :

➤ ceux qui tentent dans leur improvisation d'être conformes à ce qu'ils ont vu faire, à l'animateur ou à l'un de leurs camarades, essayant de s'en souvenir absolument ;

➤ ceux chez qui l'impulsion précède la volonté de reproduire et qui se jettent littéralement sur l'improvisation avant même d'avoir fait le lien entre ce qu'ils ressentent et ce qui leur a été montré.

S'exercer au décodage

Je propose à Christiane d'improviser à nouveau sur le mot musique, le traitant cette fois comme une matière, puis comme une couleur, enfin comme un animal.

À la suite de ce décodage, elle reprendra son souffle, se concentrera quelques instants. Quand elle évoquera à nouveau la musique, prenant le mot dans son sens littéral cette fois, le résultat sera étonnant. Elle parlera avec une telle simplicité, une telle sincérité des disques auxquels elle tient, de ceux qu'elle écoute le plus souvent, que tout au long de son intervention elle ne perdra pas une seconde l'attention du public.

---

1. A. De La Garanderie, *Comprendre et imaginer*, Bayard Éditions-Centurion, Paris, 1987.

S'entraîner à ressentir

Pas d'imagination sans sentiment, pas d'imagination sans émotion. Peut-on s'entraîner à ressentir des émotions ?

A. Villiers, dans *L'Art du comédien*, raconte que chez certains comédiens on a enregistré une montée de la tension avant d'entrer en scène. Exemple : chez MM. Yonnel, Rollan, Davy, une heure avant le début de la pièce, on observe que la tension monte à 17/10 et que cette tension, trente minutes après le lever du rideau, descend à 14/9,5.

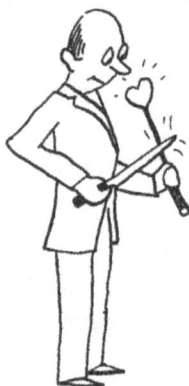

Comment aiguiser ses sens ?

Le trac n'est pas seul responsable. L'acteur, pour préparer un rôle, a besoin d'entrer dans un certain état émotionnel.

À une certaine époque, se mettre dans tous ses états et mettre son entourage dans tous ses états avant l'entrée en scène, était considéré comme la preuve d'un très grand professionnalisme. Aujourd'hui, la préparation est plus discrète. Il n'en reste pas moins vrai que l'entraînement aux sensations est la base du travail de qui doit éprouver des émotions. À l'école du Vieux-Colombier, Charles Dullin exerçant ses comédiens à ressentir, à voir, à toucher, à goûter leur disait : « *Imaginez le sang qui circule dans vos veines, la vie que vous sentez en vous, vous poussant à des réactions physiques violentes...* ».

Avant de nous plaindre de manquer d'imagination, demandons-nous d'abord de quelles façons nous aiguisons nos sens.

Regardons d'un peu plus près ceux dont nous envions l'imagination. Nous remarquerons qu'ils portent un regard aigu sur les choses, écoutent et goûtent avec attention. Rien ne leur échappe. De vrais limiers, les imaginatifs !

LOUIS JOUVET assis près de GIRAUDOUX pendant les répétitions d'une de ses pièces, raconte A. VILLIERS, évaluait la justesse du jeu de l'interprète par l'isochronisme des respirations, c'est-à-dire la même amplitude des souffles chez l'acteur et chez l'auteur. Il y a des souffles qui par eux-mêmes sont déjà de l'amour, de la volupté. Un aveu « s'exhale », un mot « expire » sur les lèvres.

Rêver et rire, les deux entraîneurs de l'imagination

Quand le geste mental dessine notre image rêvée.

Donnons au geste mental une valeur plus grande encore que celle que nous lui avons prêtée, demandons lui de cautionner non seulement nos actions physiques, notre faire, mais aussi notre être. Avant de nous mettre en mouvement, projetons une image positive de nous-mêmes.

Il y a souvent concordance entre échec et difficulté à se visualiser positivement.

Très souvent, chez des intervenants en difficulté professionnelle, la simple visualisation de leur image positive est quelque chose qui leur est complètement étranger. Ils avouent ne s'être jamais imaginés autrement qu'ils ne sont. Ils ont perdu l'habitude de rêver sur eux-mêmes. Au contraire, il semble que ceux qui détiennent une situation semblant leur convenir, n'aient jamais cessé de se « voir ».

Le regard que nous portons sur nous serait-il celui qu'on a porté sur nous ?

Dans beaucoup de biographies, j'ai relevé l'importance attribuée au regard qui avait été porté dans l'enfance. Regard de fierté du père sur sa fille, de la mère sur son fils, nécessité de recréer un regard absent par le biais d'une création.

Au fur et à mesure que les acteurs s'exercent à se visualiser positivement, cette visualisation s'affine et se double d'un sentiment de bien-être. Comme si, ayant « respiré » leur rêve, lui ayant donné droit de cité, leur réalité s'en trouvait mieux.

CHRISTIANE, **après beaucoup de réticence, se met en scène.**

Elle joue le guide d'une agence de voyages. Alors que jusqu'à présent ses interventions étaient discrètes, sa voix plutôt basse, elle parle d'une voix sonore avec une faconde incroyable. Le public étonné applaudit.

Ayant eu de ses nouvelles quelques mois après le séminaire, j'ai appris que cette confrontation avec un des ses vieux désirs (être guide sur les circuits touristiques) lui avait permis d'en réaliser un aspect. Elle organise en effet, maintenant, des randonnées de week-end qui ont de plus en plus de succès à cause de l'originalité avec laquelle elles sont conçues.

Mise en scène de soi et valorisation de soi

Quel est le grand personnage qui nous pousse du coude ?

La visualisation positive de soi-même prédispose à la verbalisation du projet.

Premier temps

Les acteurs, à distance les uns des autres, imaginent un petit scénario dans lequel ils s'attribuent le rôle de celui qu'ils auraient voulu être ou d'une personne qu'ils admirent. Préparation brève suivie d'une détente. Mise en scène du scénario.

Remarque à propos du jeu

Au début, ces acteurs ont un jeu timide et retrouvent leur difficulté à vaincre une certaine pudeur. Mais à mesure que la mise en scène se déroule, qu'ils endossent mieux leur personnage exemplaire, leur gestuelle se modifie complètement. Le corps se redresse, l'expression est plus libre, plus ouverte.

Oser s'exprimer

Deuxième temps

Immédiatement après cet exercice, les acteurs mettent en scène une courte intervention sur un sujet de leur choix.

Mary (28 ans, comptable dans une société d'agro-alimentaire) joue une star trônant sur un plateau de cinéma et distribuant des ordres.

MARY, dans l'intervention qui suit, fait part au public de sa passion pour les animaux et de sa tentative actuelle de suivre une formation qui lui permettrait de s'en occuper d'une façon professionnelle.

Rendre visite à ses vieux désirs

L'imaginaire, moteur de nos projets d'enfant, doit rester moteur de nos projets d'adulte. Petit détour au royaume de notre jeunesse.

Un des moteurs fondamentaux de nos jeux n'a-t-il pas été justement de nous projeter dans tel ou tel personnage de notre choix ? Roi, chef des Indiens, égérie, poétesse, mère idéale... Nous avions dans notre enfance du respect pour nous-mêmes, nous attribuer les meilleurs rôles ne nous gênait pas. Le temps alors se jouait des temps, réinventait sa grammaire. Le conditionnel faisait irruption dans le présent, le colorait. Le présent était un devenir perpétuel : « *alors je serais capitaine, alors tu serais ma femme... alors je serais la maîtresse...* » La projection hors de nous-mêmes, hors d'une certaine réalité, nous permettait d'apprivoiser cette réalité et peut-être d'en saisir un aspect.

« *Tout se déroule toujours comme quand nous étions enfants* », dit une voix off dans *Les Ailes du désir*, le film de Wim Wenders. À nous d'entretenir en nous l'état visionnaire de l'enfance afin que la réalité nous soit restituée dans sa véritable dimension. « *Enfant tu attendais la neige... il en est toujours ainsi...* » dit la voix.

Un des malheurs de notre « statut d'adulte » est de pécher par excès de raison, par excès de catégorisation. Nous aimons nos rêves à condition qu'ils ne débordent pas le terrain qui leur est assigné. Nous les aimons peu de peur de trop les aimer.

Qu'avons-nous fait de nous ? Où en sommes-nous avec nous-mêmes ?

Ce moment du travail qui met en scène projet professionnel et rêve, pose la question que chaque exercice approche au plus près, celle qui sous-tend le travail.

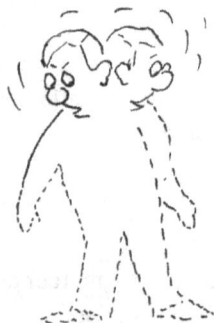

*Qu'avons-nous
fait de nous ?*

À partir de quand avons-nous cessé de nous rêver tel que nous voulions être ?

La phrase de Tchouang Tseu, sage chinois, mériterait de figurer à côté de notre carte d'identité, au milieu des papiers qui témoignent de notre existence :

« ... *Permettez à chaque chose d'être ce qu'elle est à l'origine, de telle sorte que sa nature se réalise.* »

À l'origine nous étions celui-ci, celle-ci... Nous sommes-nous perdu en route ?

Du rêve d'hier aux réalisations d'aujourd'hui

Entre ceux qui prennent leurs rêves pour des réalités et ceux qui conçoivent des projets pour leur vie professionnelle, il y a un grand pas, objectent certains. Certainement, mais chez les uns comme chez les autres, le désir ne s'est pas usé, c'est là l'essentiel. Les hommes et femmes de projets n'ont pas perdu tout à fait le goût de l'impossible.

Un agent de cinéma, à propos d'une actrice dont nous parlions ensemble, restée belle et active malgré son âge très avancé, me dit : « *elle n'arrête pas d'inventer, elle a toujours des idées nouvelles, elle "monte des coups".* »

À l'issue des séminaires, il m'est arrivé de recevoir des appels téléphoniques de femmes charmantes à la voix légèrement tremblante, me demandant quel programme avait suivi leur mari. « *Vous comprenez,* disait l'une d'entre elles, *il est tout rose, il rit pour rien, il saute avec les enfants, il a déménagé les meubles du salon, tout juste s'il ne fait pas les pieds au mur. Quel entraînement a-t-il suivi ?* »

Notre voyage imaginaire file en douce, sur un rail parallèle à celui de notre quotidien. Chaque mise en scène de soi le réactive.

Par l'imaginaire nous revenons aux sources de nous-mêmes et en même temps nous nous en évadons pour chercher notre ancrage dans l'univers. Plus profondément, notre voyage imaginaire se nourrit des espoirs enfouis depuis longtemps en nous, toujours vivaces, prêts à surgir au moindre appel. Nous semblons les avoir écartés parce qu'ils ont été sanctionnés par la réalité sociale, mais ils sont présents en nous et ressurgissent dès que l'occasion est favorable.

Et toujours ce mouvement vers l'intérieur de soi-même est associé à un mouvement de soi vers l'extérieur. Nous créons ce qui pourrait éclore en nous par l'action, ce qui transformerait notre vie parmi les autres.

Rire sous peine de mourir

Se rêver dans le personnage que l'on voudrait être c'est, nous l'avons vu, donner du jeu à notre présent, l'aérer en somme.

Dès qu'il y a difficulté à se projeter en images, il y a quelque part étouffement, rigidité. Ne pas être capable de rêver, de fabriquer des images est un signal d'alarme au même titre que ne pas être capable de rire. RAYMOND DEVOS, que l'on interrogeait à propos du rire, déclarait que le rire, au même titre que le rêve, est une soupape : « *Le rire est le contrepoids de l'intelligence. Je crois que l'intelligence a dû être très vite difficile à supporter par l'homme. Il a dû créer une espèce de soupape qui s'est appelée le rire et une deuxième qui est le rêve. Au fond, il y a deux façons d'entrer dans l'irréel : le rêve et le rire.* » Et quand on lui demandait s'il réussissait à se faire rire tout seul, Devos répondait que, bien sûr, quand il invente, il rit : « *Si je ne ris pas, le phénomène comique n'existe pas. Je suis à peu près sûr maintenant que le comique est un langage très particulier. C'est une vision très spéciale des choses, un certain langage. Les signes habituels sont transposés, il faut reconstruire le langage normal selon un langage non pas normal, mais irrationnel...* ».

Ce qui faisait la force du comique chez DEVOS justement, c'est que son irrationnel, les situations absurdes qu'il mettait en scène partent toujours d'une base rationnelle. Le percepteur qui le hante avant d'être un oiseau est un homme véritable. Pour entrer dans le langage de l'absurde et y entraîner les autres, il partait du langage quotidien et dérivait d'une manière très construite. L'imagination, alors, n'est pas déferlement d'images qui se mêlent et se succèdent dans le désordre, mais fonctionne avec une logique qui prend appui sur la réalité.

De la nécessité d'être bête

Et si l'on s'offrait une petite soupape de bêtise au nom de l'intelligence ?

Notre difficulté à nous imaginer, tout simplement, va souvent de pair avec la peur de perdre notre image d'homme ou de femme raisonnable et intelligent.

« *Trop difficile à supporter, l'intelligence...* » disait Devos. Un don, cette intelligence, un cadeau dont nous ne sommes pas responsable et dont il faut payer le prix avec, peut-être, suffisamment de bêtise.

Nous avons tous en tête des images d'hommes et de femmes extrêmement intelligents mais qui nous mettent mal à l'aise, que nous ne pouvons pas prendre comme modèles, auxquels nous ne pouvons nous attacher. Chez eux il y a quelque chose de rigide, aucune faille qui les rende humains, et pour peu que l'on creuse, presque toujours, la terreur d'être bête. Ne s'autorisant qu'à dire des choses intelligentes, ils sont fatigants à vivre parce qu'eux-mêmes fatigués. Leur intelligence n'est jamais reposée par la saine bêtise. Chez eux l'enfant rieur, blagueur, rêveur, s'est perdu. Au contraire de ces intelligents purs et durs, nous en connaissons de plus souples qui ne portent pas leur intelligence à la boutonnière. Comme par hasard, ceux-là sont mobiles par rapport à leur image d'intelligents, ils savent la quitter, ils ouvrent la soupape.

Le rire, une régression nécessaire

Le rire, comme le jeu, joue un rôle capital dans la formation du moi, il signe une maîtrise de la réalité. L'enfant ne peut rire d'une situation qu'à partir du moment où il l'a maîtrisée, où le danger est écarté. Le rire, tel un soupir de soulagement, est une respiration encore.

© Groupe Eyrolles

Tout se passe, au moment du rire, comme si nous nous remettions dans le clan de ceux qui, ayant vaincu des choses inquiétantes, ressentent ensemble le soulagement de l'émotion. Pendant quelques instants nous communions dans une victoire, nous célébrons ensemble le plaisir d'avoir surmonté quelque chose.

Écoutons Devos, encore une fois :

« *Dans la vie, je ne me sens en sécurité que dans la mesure où je joue. Si cela devient sérieux, j'ai peur, je suis égaré... Ne demande-t-on pas aux gens de jouer un peu pour alléger quelque chose ? Le rire a été fait pour cela même, c'est une création humaine... Le rire est une émotion dominée... Si on ne riait pas on deviendrait fou* ».

Finir notre intervention en force

« Belle conclusion est digne de l'exorde. »

RACINE, Les Plaideurs

La sortie de scène ou la fin d'une intervention est un moment capital.

Elle signe l'acquittement du contrat établi à l'entrée en scène et articulé autour des trois points signalés plus haut, qui justifient l'intervention :

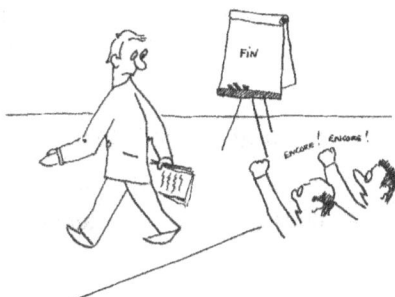

Ne pas laisser
le public sur sa faim

➤ j'ai quelque chose à dire ;

➤ je veux le dire pour certaines raisons ;

➤ je vais le dire d'une certaine manière.

Deux temps sont à envisager dans cette sortie :

➤ *la FIN proprement dite : quelle conclusion à notre intervention ?*

➤ *la résonance de la fin. Quelle trace avons-nous laissée ?*

Un accord final, l'art de la chute

Le mot est parlant. Bien chuter sous-entend se récupérer. Pas d'accident ni de casse. Acteur et discours « retombent sur leurs pieds ».

Si intervenir face à un public consiste à proposer des éléments, à les faire vivre, à créer du mouvement donc du déséquilibre, il faut, avec la chute, revenir à l'équilibre, retrouver son assise.

On ne peut quitter le public sur un déséquilibre.

Bien conclure c'est rééquilibrer

Avec les mots justes, ceux qui ont valeur de point final

■ *Mots justes quant au fond*

Si un raisonnement, une démonstration ont été engagés, il faut évidemment que les mots de la fin servent la logique de ce raisonnement et lui permettent de se boucler.

■ *Mots justes quant à la forme*

Il faut que les mots qui signent la fin soient prononcés avec une intonation dont la qualité ait valeur de point final.

Avec l'attitude convenable

Si les mots ont fini d'agir, notre geste lui aussi doit conclure. Notre attitude signer la fin.

Avec une respiration juste

Il faut qu'au sens littéral notre phrase « expire ». Si le discours a été convenablement ponctué de temps de suspense (inspiration, apnée), si ces temps ont été correctement alternés avec des temps de détente (expiration), le temps final est encore celui de l'expiration.

Le souffle, on l'a vu, doit être « donné », il doit s'exhaler vers le public pour que les respirations entre acteur et public s'échangent. Ce souffle parle, prend le public à témoin. Une respiration finale bien posée devrait dire : voilà, nous avons fini de jouer ensemble. C'est à cette condition que le public, lui aussi, retrouvera son assise.

La fin ne doit pas laisser le public sur sa faim mais lui donner envie de nous revoir.

Il n'y a pas de fin type, chaque acteur, chaque auteur la marquant de sa personnalité. Le seul enjeu de la fin est de ne pas laisser le public sur une trop grande faim.

Nous allons voir, cependant, qu'il est nécessaire de lui en laisser une petite...

Toute intervention face au public comme toute histoire engage l'acteur à tenir une promesse. Si la promesse n'est pas tenue, le spectateur est frustré.

> Jeanne **est en scène.**
>
> **Chaque meuble, chaque objet est pour elle point d'appui pour monter une gamme de sentiments. Successivement admirative, puis subjuguée, fascinée par la soi-disant beauté de la chaise, de la lampe, de la table, des poussières de la moquette, elle n'ose plus, à la fin, marcher dans la pièce et se retire pâmée de bonheur d'avoir contemplé ces merveilles.**
>
> **Sa chute dans la logique de la montée de la gamme de sentiments est le sentiment porté à son excès. Elle « tombe » d'admiration, comme on meurt d'amour.**

La chute est la résolution d'une tension. Qu'il s'agisse d'une situation théâtrale ou d'une intervention professionnelle ne relevant pas du théâtre, les mêmes ressorts sont en jeu. Pour qu'une chute soit bonne, il faut qu'une tension se résolve.

➤ Il y a tension dans une histoire, un scénario dès que des sentiments sont en jeu.

➤ Il y a tension dans un discours dès qu'il y a action.

➤ Il y a action dès qu'il y a accent, c'est-à-dire dès que les mots, les phrases nourris par nos sentiments (conviction, intérêt, passion...), sont portés par notre corps.

JEAN-PAUL met en scène une histoire qui vient, dit-il, de lui arriver. Enfermé dans un couloir de métro, il cherche désespérément la sortie, voit s'approcher un homme avec une mine patibulaire, puis un autre... Suit un enchaînement de situations qui tiennent le public en haleine. Quand à la fin JEAN-PAUL déclare qu'il ne s'agit que d'un rêve, les spectateurs respirent et se détendent comme si le danger les avait frôlés, eux aussi.

La chute s'accomplit ici grâce à un retournement de situation. Un décalage soudain s'opère qui permet à l'acteur, après avoir monté la tension dramatique, de la résoudre en démasquant l'histoire.

Clore une intervention, c'est y apposer sa signature

Si, comme nous l'avons vu :

■ *Toute bonne intervention implique que son contenu soit soutenu par notre vécu*

Contenu ? Les informations qui nourrissent le sujet à traiter. Vécu ? La manière dont nous « incorporons » le sujet, dont nous en éprouvons le contenu.

■ *Toute bonne intervention comprend notre prise de position...*

On s'expose pour dire quelque chose.

S'exposer veut dire mettre son corps, sa sensibilité en jeu. Nous ne prêtons pas, à moins d'être fantoche ou de pratiquer la langue de bois, cette sensibilité de façon anodine.

■ *... alors chaque mise en scène de nos projets, de nos idées, de notre récit est engagement de nous-mêmes*

Finir une intervention de façon juste, est la signer.

La chute signe le contrat avec le sujet à traiter mais aussi avec soi-même.

Que l'intervention se déroule sur une scène de théâtre ou une scène d'entreprise, il s'agit du même enjeu qui est celui d'une dynamique mise en route. Une bonne intervention, comme une bonne pièce de théâtre, fait bouger quelque chose en nous. Cela n'advient que si l'intervenant lui-même a été mis en mouvement et que ce mouvement continue de résonner. Toute bonne chute comprend la notion de résonance.

Quel souvenir laissons-nous ?

Revenir au sol avec la chute, non pas pour que le mouvement s'arrête mais pour qu'il continue de vibrer.

Une bonne intervention est non seulement une promesse tenue mais aussi renouvelée.

Un bon intervenant est celui que nous avons envie de revoir. Il s'est passé quelque chose le temps de sa présence en scène et nous voulons que ce quelque chose ait encore lieu.

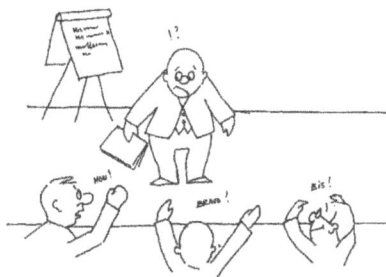

Quel souvenir laissons-nous ?

La fin de notre intervention inaugure un chemin que notre public doit avoir envie de prendre.

L'intervenant sorti, la porte refermée, quelque chose doit s'ouvrir.

Tout se passe comme si, face au public, nous avions été pendant quelques instants la personne que ce public attendait pour commencer un parcours.

Intervenir face à un public c'est, nous l'avons vu, se mettre dans la situation du conteur qui « sait » la fin de l'histoire et emmène le public dans ses détours. Maintenant que l'histoire est finie, au public de la continuer.

Laisser une trace revient à donner au spectateur le pouvoir de prendre notre place, l'envie de vouloir raconter la suite de l'histoire.

Un bon orateur doit susciter des orateurs.

Combien de fois, suite à une bonne intervention, n'avons-nous pas eu l'impression d'être mis face à une évidence ? Ce qui est bon paraît simple. On dit : mais oui bien sûr, c'est ça, c'est bien ça ! Comme si, fort d'une vérité, il nous était possible à notre tour de reprendre le fil de notre histoire.

La trace est signe de ralliement.

La trace, trait fort de notre personnalité.

Laisser au public un souvenir fort, c'est lui avoir fait entendre une « musique » qui nous est personnelle et qu'il voudrait écouter à nouveau.

Une trace n'est marquante que si notre intervention a été sincère, en accord avec notre façon originale de ressentir les choses, notre style.

La trace que nous laissons est en relation avec le trait majeur de notre personnalité. Trace = trait.

De la scène d'entreprise à la scène du quotidien

Le travail des ateliers de mise en scène de soi, aussi long soit-il, est initiation.

Il est provocation.

Le provocateur, c'est notre moi devenu acteur, ce double que nous avons découvert en nous mettant en scène. C'est aussi l'énergie que ce personnage a suscitée en nous. Pas un séminaire, en effet, ne s'achève sans que le désir de continuer

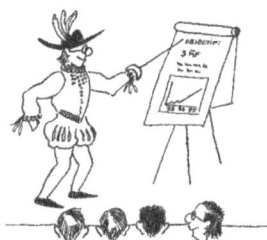

Jouer en professionnel les rôles de son métier

plus à fond le travail ne s'exprime et manifeste ce surcroît de vie découvert qui veut s'employer.

C'est le plaisir éprouvé sur la scène qui est moteur de la suite du travail. Ce plaisir ne s'oublie pas. Chaque fois que nous le réactivons, nous remuons avec le plus profond de nous-même.

L'énergie déclenchée par le jeu de scène est une richesse à investir dans tous les secteurs de notre existence, auxquels elle apporte un supplément de vie et de profondeur.

Jouer en professionnel les rôles que notre métier et la société nous prêtent

Il s'agit de s'exercer, comme sur scène, à prendre de la distance par rapport à eux.

Ménager à nos carcans mentaux le pli d'aisance qui les rend supportables, ne pas être dupes de nos masques, ne pas nous contenter de porter toujours les mêmes, être mobiles par rapport à eux, un programme qu'il faut avoir à l'œil et mettre en application chaque jour pour fortifier notre seconde nature, ce double que l'expérience de la scène a permis d'approcher.

Se créer des réseaux de bonne humeur

Une vieille et célèbre lapalissade nous apprend que moins on rit, moins on rit. Que nous vivions un certain temps avec des gens sinistres et notre faculté de rire s'atrophie. Privés de rire nous tombons malades.

La maladie du sérieux est contagieuse, évitons-la, méfions-nous-en, avec le succès, elle empire.

« *Regardez dans quel état ils sont...* » déclare Jean-Paul Sartre, à qui on demande pourquoi il persiste à refuser de se joindre aux élus du prix Nobel.

Humeur... humour, les deux mots flirtent. Ils ont la même origine. Notre biologie est en cause. Si nous fabriquons de la mauvaise humeur, si nous nous faisons de la bile, ne pouvons-nous pas aussi nous « faire » de la bonne humeur ?

Un médecin de ma connaissance, confronté aux petites maladies répétées de ses patients, leur prescrivait une ordonnance de films comiques à voir chaque semaine.

Le régime pour rire, comme le régime pour maigrir, est difficile à suivre seul, d'où l'utilité de nous créer des réseaux de bonne humeur, de trouver nos pairs parmi les rieurs, les gens qui rayonnent, qui se passionnent pour ce qu'ils font.

Opérer de saines régressions

De la nécessité de se plaindre, mais... pas trop.

La plainte, comme le rire, est une vapeur qui doit s'échapper de nos marmites cérébrales. C'est une énergie salutaire, capable de faire merveille si elle est retransformée.

Avez-vous entendu parler de ce club britannique où l'on se donne rendez-vous chaque semaine pour échanger son quart d'heure de plaintes ? Au bout du quart d'heure de jérémiades sérieuses et denses, ordre est reçu de manger et boire aussi sérieusement. Les plaignants assidus et respectueux de leur rituel organisent maintenant leurs plaintes en forêt, à la mer, autour de sites classés. À suivre...

Ne pas perdre une occasion d'être présent à soi-même et tout entier à l'instant que l'on vit

Observons ce qui se passe dans les jardins publics. Regardons certains parents à la mine grise jouer avec leurs enfants du bout des lèvres ou avec des intentions de professeurs de jeu ; d'autres, au contraire s'abandonnent, se démènent et, à la fin du jeu, ont perdu leur air fatigué.

La fatigue du square, comme celle de la scène, est le résultat d'une rétraction, d'un manque de présence. Faute de présence à ce que nous faisons, les pensées qui nous obsèdent continuent de vagabonder et nous épuisent.

La présence à nos actes, canalisation de notre énergie, aide à une plus juste répartition de cette énergie (acupuncture ?).

Développer sa sensorialité

Cela revient à aiguiser ses sensations présentes :

Sensations visuelles, auditives, gustatives, olfactives

Exemple : écouter attentivement les bruits qui nous parviennent, regarder les couleurs qui nous entourent, prendre le temps de goûter les plats qui nous sont servis (excellent pour la digestion, souvent la hâte est responsable de nos maigreurs ou de nos obésités).

Sensation kinesthésique

C'est celle par laquelle nous prenons conscience de notre corps, des mouvements qui s'y produisent. Exemple : avoir la sensation de notre poids dans le sol, sentir nos pieds bien à plat. Sentir en position allongée, dans notre lit par exemple (excellent pour la préparation au sommeil), le poids de chacun de nos membres...

En développant notre sens kinesthésique, nous veillons évidemment à la bonne position de notre corps et sommes alertés chaque fois que celle-ci est mauvaise. Combien de déformations du corps, dues à de mauvaises positions, sont le résultat d'un manque de vigilance !

Il apparaît, les travaux des chercheurs le prouvent, que plus la sensation que nous avons de notre corps s'affine, plus nos tensions intérieures s'apaisent. Détendre notre muscle, c'est pacifier notre esprit.

S'exercer à recréer des états pour ne pas nous mettre dans tous nos états

Il s'agit d'actualiser ses sensations passées.

En même temps que s'aiguise notre faculté à sentir, se développe, nous l'avons vu plus haut, notre capacité à ressentir. Nous pouvons faire seul quantité d'exercices courts et bienfaisants de rappels de sensations. Nous souvenir de l'odeur du pain jusqu'à sentir cette odeur vraiment,

Oser s'exprimer

nous souvenir du bruit de la mer jusqu'à l'entendre à notre porte... Ces exercices, non seulement nous apaisent, mais nous donnent, comme lorsque nous étions en scène, le pouvoir de créer des états en rapport avec la situation à vivre. Quand on dit de la scène qu'elle est école de vie, on ne dit rien d'autre. L'éducation de notre esprit passe par l'éducation de nos sens.

On a beaucoup critiqué et envoyé au diable certaines méthodes éducatives qui ont fait souffrir les générations passées parce que trop contraignantes pour le corps. Cette notion de contrainte doit être reprise dans un sens positif parce que nécessaire. Maîtriser la sensation, ce n'est pas la refuser mais la reconnaître en soi pour pouvoir l'apprivoiser.

Pas de maîtrise de notre esprit sans dialogue avec notre corps.

Faire preuve d'esprit, c'est dialoguer avec son corps.

Les maladies psychosomatiques, nous le savons, sont un langage. La plupart du temps, au lieu d'essayer de le décoder, nous nous précipitons sur la boîte de pilules, nous refusons d'entendre.

Au lieu de nous plaindre de nos petits maux, réjouissons-nous d'avoir un corps capable de nous parler.

Toute sensation est message envoyé par le corps, à nous de savoir répondre, sans oublier les messages positifs.

En effet, si nos maladies nous impatientent, nos bien-être nous réjouissent-ils assez ? Les individus et les peuples qui ont l'art de vivre ne sont-ils pas ceux qui ont l'art de se réjouir, de reconnaître en eux le passage de la sensation agréable et, pourquoi pas, d'en remercier la vie ou le ciel ? À force de ne vouloir subir du corps que le désagréable, impasse est faite sur l'agréable.

Nous mettre en scène nous fait prendre conscience de nos atouts mais aussi de nos limites, de ce que nous ne pourrons jamais maîtriser sous peine d'être des robots. Ne soyons pas victime de l'excellence.

À mesure que s'affirme notre technique, notre sensibilité doit s'impliquer davantage, notre écoute de l'autre se développer. Le beau parleur n'est pas un bon communicateur.

Prenons patience !

Si la respiration, comme le dit le grand acteur Charles Dullin, est « le petit dieu » de l'acteur, vous acteur – intervenant, meneur d'hommes – avertissez le dieu qu'il aura encore bon nombre de kilomètres à faire avec vous.

Prenons notre souffle.

Ne perdons pas de vue notre double advenu en scène !

Vous allez intervenir face aux autres, vous allez mettre en jeu votre corps, votre esprit et leur manifestation sociale, c'est-à-dire votre personnage, vous voulez transmettre un message fort et personnel. Avant d'engager le dialogue avec votre auditoire, soyez sûr d'avoir entamé le dialogue avec vous-même ; assurez-vous de la cohésion de votre personnage, donnez lui du corps pour lui donner de l'esprit, installez une connivence entre vous et votre personnage, regardez-le avec assez de tendresse pour pouvoir en rire.

Pour aller plus loin...

N. Aubert, V. De Gaulejac, *Le Coût de l'excellence*, Le Seuil, Paris, 1991.

G. Bachelard, *La Terre et les rêveries de la volonté*, Éditions José Corti, Paris, 1948.

G. Bachelard, *L'Eau et les rêves*, Éditions José Corti, Paris, 1985.

G. Bachelard, *L'Air et les songes*, Éditions José Corti, Paris, 1959.

G. Bachelard, *La Psychanalyse du feu*, Gallimard, Paris, 1969.

P. Brook, *L'Espace vide*, Le Seuil, Paris, 1977.

R. Callois, *Le Mimétisme animal*, Hachette, 1963.

J. Dropsy, *Vivre dans son corps*, Éditions de l'épi, 1973.

A. De La Garanderie, *Comprendre et imaginer*, Bayard Éditions-Centurion, Paris, 1987.

E. Goffman, *La Mise en scène de la vie quotidienne*, Éditions de Minuit, Paris, 1973.

M. Jousse, *L'Anthropologie du geste*, Gallimard, Paris, 1974.

J. Lecoq (sous la direction de), *Le Théâtre du geste, mimes et acteurs*, Éditions Bordas, 1987.

M. Pastic, *L'Imaginaire dans la relation pédagogique*, P.U.F., 1989

L. Strasberg, *Le Travail à l'Actor's Studio*, Gallimard, Paris, 1986.

A. Villiers, *L'Art du comédien*, coll. « Que Sais-je », n° 600, P.U.F., 1953

D.W. Winnicot, *Jeu et réalité*, Gallimard, Paris, 1975.

Table des matières